DE LA CONTAGION

DANS

L'ÉRYSIPÈLE

PARIS. — A. PARENT, Imprimeur de la Faculté de Médecine, rue Monsieur-le-Prince, 31.

DE LA CONTAGION

DANS

L'ÉRYSIPÈLE

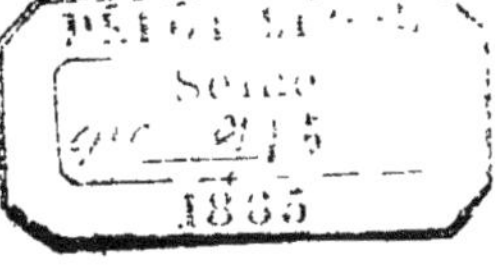

PAR

Le Dr Henri-Charles MARTIN

Ancien interne lauréat des hôpitaux de Paris,
Membre de la Société anatomique, de la Société entomologique de France,
de la Conférence Buffon, etc.

PARIS

P. ASSELIN, SUCCESSEUR DE BÉCHET JEUNE ET LABÉ,

LIBRAIRE DE LA FACULTÉ DE MÉDECINE,

place de l'École-de-Médecine.

1865

DE LA CONTAGION

DANS

L'ÉRYSIPÈLE

> Mille faits négatifs ne peuvent détruire un fait affirmatif.
>
> (BROUSSAIS.)

AVANT-PROPOS

Au mois de juillet 1861, un jeune élève en médecine, M. G. Reynier, soignait des malades affectés d'érysipèle dans le service de M. Nélaton ; il fut atteint d'un érysipèle et mourut ; sa mère, qui ne quittait pas son chevet, fut atteinte le huitième jour et mourut ; enfin la domestique qui soignait Mme Reynier fut atteinte également d'un érysipèle (1).

A la même époque, M. Grateau, élève du service de M. Voillemier, soignait des érysipèles : il fut pris d'un érysipèle et mourut. (*Gaz. des hôp.*, juillet 1861 ; M. le prof. Trousseau, *Cliniq.*, t. I, p. 171).

(1) Nous tenons ce dernier fait du frère de M. Reynier.

Ces faits, qui sont encore dans la mémoire de tous nos camarades des hôpitaux, et plusieurs autres du même ordre dont je fus témoin, me frappèrent vivement et me décidèrent à en rechercher de nouveaux pour essayer de voir s'il n'y avait eu là qu'une coïncidence, qu'un hasard, ou bien au contraire s'il y avait réellement quelque chose de contagieux dans l'érysipèle.

Je me mis donc à recueillir, pendant ma quatrième année d'internat, tous les faits d'érysipèle que je pus rencontrer dans le service de M. Gosselin, à l'hôpital de la Pitié. Je les ai enregistré sans idée préconçue, ou du moins sans être décidé pour ou contre la contagion; seulement, mon attention étant éveillée sur ce point, il est tout simple que j'aie noté ce qui pouvait être favorable ou défavorable à cette idée.

Plusieurs de mes amis, sachant que je désirais faire ma thèse sur ce sujet, m'ont également fourni depuis cette époque des observations extrêmement intéressantes : qu'il me soit permis de les en remercier ici.

Partant de ces faits, qui m'ont paru établir nettement l'existence de la contagion dans l'érysipèle, je commençai quelques recherches pour ma thèse, mais je m'aperçus dès les premiers pas que le problème était bien plus complexe, bien plus ardu, qu'il ne m'avait paru d'abord.

En effet, le fait brut d'un contagium, de quelque chose qui se transmet d'un individu à un autre, m'était bien démontré et l'est en effet ; mais en face de moi se dressaient, comme une hydre aux cent têtes, toutes ces terribles questions : Il y a contagion, dites-vous : qu'est-ce que la contagion? comment se fait la contagion? pourquoi la contagion? de quelle contagion parlez-vous? etc.

J'ai cherché, j'ai consulté nos maîtres, mais cette immense question de la transmission des maladies que la vie de tant d'hommes illustres n'a pas suffi à résoudre, je n'ai pas la prétention ridicule de l'avoir résolue ; je me suis vu seulement obligé, pour exposer clairement la façon dont je comprends la contagion dans l'érysipèle, de dire non pas ce qu'il faut entendre, mais ce que j'entends par contagion.

De là j'ai été entraîné à exposer quelques-unes des principales théories régnantes sur les contagions : il m'a été impossible de ne pas en adopter une, et je me suis rattaché à l'hypothèse des ferments ou plutôt au transport de la maladie par des cellules organiques; non pas que je la considère comme absolument démontrée, mais parce que c'est celle qui me paraît réunir le plus grand nombre de probabilités en sa faveur : *credo quia non absurdum.*

Il y a donc deux parties bien distinctes dans ce travail : d'une part, une moitié toute théorique, hypothétique si l'on veut; de l'autre, un ensemble de faits très-positifs pris par différents observateurs et sans idée préconçue.

C'est à cette dernière partie que je prie mes juges et les lecteurs non prévenus de s'attacher; il me paraît impossible qu'en présence de ces faits ils n'admettent pas qu'il y a des cas de contagion dans l'érysipèle.

Pour arriver à cette démonstration, j'ai suivi la méthode qui m'a paru la plus naturelle.

J'ai cherché d'abord à me rendre compte par quels ordres de faits on pouvait, une contagion quelconque étant donnée, la démontrer.

D'après cette méthode, j'ai recherché si l'érysipèle nous présentait des faits de ces diverses catégories : je crois en avoir trouvé qui démontrent la réalité de l'infection proprement dite et de la contagion; quant à l'inoculation, nous manquons de faits.

L'érysipèle, pour nous, est donc une maladie contagieuse. A quel point il est contagieux et quelles formes sont les plus contagieuses, c'est ce que nous n'avons pu préciser complétement dans un travail trop rapide ; ces questions exigent, pour être résolues, des études nombreuses et le concours de plusieurs.

Nous avons à peine effleuré la question de l'épidémicité dans l'érysipèle, de même que la question de l'influence de la constitution médicale sur la production de cette maladie ; nous avons préféré nous restreindre et n'envisager que l'influence du malade sur le malade.

Puissions-nous avoir réussi à prouver cette influence, et à légitimer ainsi la conclusion pratique qui est le but de ce travail, à savoir, que l'érysipèle étant infectieux et contagieux, il y a nécessité de séparer le plus possible les malades affectés d'érysipèle des autres malades, principalement dans les services de chirurgie.

DE LA CONTAGION EN GÉNÉRAL.

CONTAGION ET INFECTION.

Nous n'avons pas à faire ici un chapitre de pathologie générale ; mais, dès que l'on aborde par un point, si restreint qu'il soit, l'immense domaine des maladies contagieuses, on se trouve forcément obligé de toucher de près ou de loin à une foule de questions encore en litige. Les faits affirmés d'un côté sont niés de l'autre, de toutes parts les théories s'entrechoquent et se combattent ; les mêmes termes enfin prennent une signification différente, suivant l'auteur qui les emploie. Il faut donc bien s'entendre, tout d'abord, sur le sens que chacun attache aux principaux termes de la question, et nous demanderons la permission de définir en peu de mots quelques-unes des expressions que l'on retrouvera dans cette thèse.

Et d'abord nous rencontrons le terme *contagion*. Il y a deux manières principales d'entendre ce terme : quelques auteurs restreignent la signification du mot *contagion* et l'entendent uniquement dans le sens de *contact direct*.

Mais, en général, le terme contagion exprime une idée beaucoup plus étendue, et se prend dans le sens de *transmission* d'une maladie, quel que soit le procédé par lequel s'opère cette transmission d'un malade à un autre. — Nous prendrons le terme contagion dans ce dernier sens, et, en nous servant de ce mot, nous voudrons seulement dire que l'érysipèle est transmissible d'un malade à un autre, sans rien préjuger sur le procédé par lequel il passe du premier au second.

Le terme *infection* s'emploie également dans plusieurs sens. Tantôt, comme l'a fait M. Beau, on considère l'infection comme la production de toutes pièces d'une maladie par des matériaux organiques, septiques, qui ne proviennent pas d'une maladie semblable ; tantôt on emploie le mot infection pour exprimer l'idée de la contagion à distance, et on appelle foyer d'infection une certaine zone circonscrite autour de l'individu ou des individus atteints : l'infection est alors le transport à distance d'une maladie déjà formée sur un individu.

Dans ce sens, il est à peu près impossible de séparer le terme infection du mot contagion. Or nous pensons que l'érysipèle peut se créer des deux manières : il peut être causé par le dépôt dans une plaie de matériaux organiques provenant d'une source quelconque, à condition que ces matériaux aient subi une transformation qui les ait rendus septiques ; alors c'est de l'infection véritable dans le sens qu'y attache M. Beau : d'autre part et *a fortiori*, si ces matériaux proviennent d'un individu atteint d'érysipèle, non-seulement il pourra se développer un érysipèle autour de la plaie où ils se sont déposés, mais la transmission de la maladie pourra se faire par une simple écorchure ou même par la surface des muqueuses nasale ou pharyngienne : ce sera alors de la contagion à distance, de la transmission d'une maladie toute faite, et non plus une création véritable de la maladie, comme tout à l'heure.

Nous avons en général employé le terme empoisonnement, qui ne préjuge rien. Il est tellement difficile de séparer l'infection de la contagion dans l'érysipèle, que M. Fénestre, dans son excellente thèse, disait que la cause de l'érysipèle épidémique n'est autre que la cause *infecto-contagieuse*. — Au reste, que l'on emploie l'un ou l'autre terme, il est un fait qui nous paraît évident, c'est qu'un seul malade atteint d'érysipèle suffit pour devenir un foyer d'infection et pour répandre cette maladie autour de lui.

Nous avons peu insisté sur les *épidémies* d'érysipèle en dehors de la cause contagieuse. D'abord nous avouons humblement notre insuffisance, et puis il nous a semblé qu'il valait mieux nous attacher pratiquement à démontrer un des points de ce vaste ensemble qui constitue les épidémies ; et dans le doute où l'on est aujourd'hui sur beaucoup de points de ce qu'on appelle les *constitutions médi-*

cales, nous avons tenu à nous renfermer dans le point de vue de la contagion érysipélateuse pure et simple, d'individu à individu.

Origine des maladies dites miasmatiques et des maladies contagieuses, et de l'érysipèle en particulier.

Les faits d'infection, de contagion, et de développement primitif et secondaire dans les maladies contagieuses, aussi bien que dans les maladies connues sous le nom de maladies miasmatiques, ces faits se tiennent de si près qu'il nous est impossible, dans un rapide exposé de l'influence exercée par les matières en décomposition sur l'organisme humain, de ne pas dire un mot des affections paludéennes.

Il est admis aujourd'hui, il est même certain, que les fièvres maremmatiques et tout le groupe d'affections dites paludéennes naissent au voisinage des marais, c'est-à-dire sont en réalité un empoisonnement, soit lent, soit rapide, amené par l'immersion de l'individu dans un air vicié par la présence de ce qu'on a appelé le *miasme* des marais. Laissons de côté le mot miasme : nous dirons plus loin combien nous attachons peu d'importance à ce terme; cherchons à examiner plutôt dans quelles conditions se développent les fièvres paludéennes.

D'abord, il nous paraît bien difficile d'admettre, avec la plupart des auteurs, que ces affections soient causées par l'absorption respiratoire ou cutanée de matériaux provenus des plantes en décomposition, *ou du moins des plantes seules.* Les infusions de plantes en effet, quand on les conserve à l'abri de l'air extérieur, c'est-à-dire quand on empêche les germes animaux d'arriver jusqu'à elles, comme l'ont fait MM. Pasteur et Pouchet dans leurs célèbres expériences sur l'origine des infusoires ; les macérations de plantes, disons-nous, ne revêtent jamais dans ces conditions les caractères de putréfaction que présentent les eaux stagnantes des marécages ; elles se conservent ainsi presque indéfiniment, sans acquérir jamais cette odeur, ce goût, et à coup sûr ces qualités délétères qui sont le partage des matières animales en train de se détruire. Laissez au contraire l'air libre pénétrer dans cette macération de plantes et avec lui les germes animaux qu'il renferme, et en peu de temps vous verrez cette même eau se remplir de millions d'infusoires, prendre une odeur, un goût et un aspect repoussants, revêtir, en un mot, les caractères des eaux mortelles des marécages.

Les végétaux, leurs débris, leurs détritus, ne sont donc que les supports, l'aliment, qui permet à la matière animale de s'organiser, de vivre et de multiplier à l'infini dans les eaux stagnantes ; et dans les eaux chargées de matières végétales, comme dans les cadavres exposés à l'air libre, c'est la présence de ces milliers d'infusoires qui constitue le danger. D'une part, ces infusoires eux-mêmes, comme les végétaux (champignons) inférieurs, sont très-probablement un poison violent pour les organismes supérieurs; d'autre part, ils activent, par leur présence et avec une prodigieuse rapidité, la décomposition des matières animales et les rendent d'autant plus dangereuses.

Ce qui rend les eaux des marécages si terribles, dans certaines conditions favorables à la production des êtres animés, comme une chaleur douce, un air tranquille et le moins de mouvement possible, ce sont donc ces masses d'infusoires, et avec eux ces quantités de mouches, de larves, d'insectes, de petits mammifères, d'oiseaux, et de poissons morts, qui tombent à chaque instant au fond des eaux stagnantes et se déposent dans la bourbe, qu'ils finissent par constituer presque tout entière; ils s'y transforment peu à peu, d'abord en matières quaternaires, dont la composition diffère peu de la composition normale des corps organisés animaux, mais qui n'en sont pas moins pendant un certain temps des poisons terribles; puis, cette transformation s'avançant toujours, quoique plus lentement qu'à l'air libre, ils passent peu à peu à l'état de gras de cadavre, puis forment les acides humique et ulmique, pour se fondre enfin en un détritus informe et disparaître dans la tourbe, révélant leur présence, dans les chaudes soirées d'automne, par ces feux follets, ces phosphures d'hydrogène, qui s'échappent à travers l'eau par grosses bulles enflammées, comme pour nous avertir de la présence de ces terribles matières animales dont ils viennent, mais dont ils ne constituent pas tout le danger.

C'est là que se fait la production du poison dans les marais et marécages : il en est de même pour les eaux saumâtres, pour ces terrains neutres du bord de la mer, où les eaux douces et les eaux salées recouvrent alternativement le sol. On ne voit pas en effet de fièvres paludéennes aux bords de l'Océan, ou du moins on n'en voit guère quand il ne s'agit pas d'une baie ou de terrains marécageux situés dans son voisinage : la marée apporte bien des débris de toutes sortes, mais ce qu'elle avait apporté elle ne tarde pas à le reprendre, et pour le peu qui en demeure, *le sel* qui imprègne ces dépôts de matières organiques apporte en général un tel retard à leur putréfaction, en empêchant le développement des infusoires, qu'on les voit rarement donner lieu aux fièvres paludéennes. Il n'en est pas de même dans les mélanges d'eau douce et d'eau de mer : les eaux douces dissolvent peu à peu le sel dont sont imprégnés les débris organiques, s'écoulent vers la mer avec lui, et l'on retombe alors dans les pires conditions des marais ordinaires.

Pour peu que l'on regarde de près les conditions où se crée la fièvre palustre, on trouvera donc toujours cette même cause, la décomposition des matières animales.

Ainsi, ce que l'on trouve à l'origine de la peste, qui se crée le long des grands fleuves de l'Inde chargés de cadavres, ce que nous trouvons pour la fièvre jaune des marais de Cayenne ou du Mexique, ce qui existe pour les fièvres de Madagascar, pour le typhus des hôpitaux, des armées, nous le retrouvons pour les fièvres paludéennes de nos contrées, qui se créent aussi de toutes pièces devant nos yeux, et cela chaque jour, à chaque heure, car elles sont endémiques dans nos contrées.

L'origine est bien la même : c'est toujours un empoisonnement par les matières organiques, et pourtant nous trouvons cette différence énorme en apparence, c'est que la fièvre paludéenne, telle que nous la connaissons, ne devient jamais contagieuse en nos pays ; elle naît dans l'individu, elle meurt dans l'individu, et ne se propage jamais ni par infection, ni par contact. C'est là sans doute un procédé bien différent, et pourtant, si nous comparons à notre fièvre paludéenne la fièvre jaune, qui, produite dans des conditions à peu près analogues, s'en rapproche d'ailleurs à plus d'un titre, nous trouvons sur la côte est de l'Amérique cette sorte de fièvre palustre, qui là, sous l'influence du climat et en vertu d'une loi inconnue, sera devenue contagieuse dans un certain nombre de cas (1).

Et, en poursuivant cette idée, nous arriverons à penser que les matières animales en décomposition ont la fâcheuse propriété de développer dans les différentes contrées, chez l'homme sain, des maladies différentes suivant le climat, dont les unes sont contagieuses au plus haut degré, comme la peste ; dont les autres ne le sont que d'une manière plus limitée, comme le choléra, la fièvre jaune; dont les autres enfin ne le sont jamais dans les climats tempérés, comme la fièvre palustre en France.

La marche des épidémies donne également à penser que certaines de ces maladies, très-contagieuses par moment, le deviennent moins par l'action du temps, et à un moment donné cessent de l'être. Il en est ainsi pour toutes les maladies contagieuses, sans quoi chaque épidémie n'aurait d'autre fin que la destruction même des populations. Et il est peut-être permis de penser que bien des maladies que nous voyons aujourd'hui peu ou point contagieuses ont pu l'être au plus haut degré à une autre époque.

---

(1) Voir les discussions des diverses Académies dans les *Archives générales de médecine.*

Il y a des faits de contagion auxquels on n'a jamais répondu, quoique la contagion paraisse réellement rare dans la fièvre jaune.

Des considérations tirées d'une marche analogue ne nous mènent-elles pas à considérer l'érysipèle comme une maladie tantôt spontanée, tantôt acquise, tantôt s'épuisant dans l'individu où il s'est créé, tantôt s'étendant de proche en proche par infection, par contagion, par transmission quelconque? L'érysipèle naît spontanément, sans qu'il y ait contagion, dans un grand nombre de cas, et cela, nous le croyons du moins, soit par suite d'une disposition intérieure, ce que Broussais appelait l'empoisonnement intérieur, soit par la formation sur place, dans une plaie, de matériaux septiques qui sont ensuite résorbés.

S'il s'en développe dans ces conditions un certain nombre à la fois qui paraissent liés à une cause commune ou bien dériver l'un de l'autre, c'est ce que l'on appelle une épidémie d'érysipèles.

Une fois produit, dans un certain nombre de cas et dans certaines de ses formes, suivant nous, il devient contagieux et s'étend à d'autres malades, puis la transmission s'épuise, et cela d'autant plus rapidement qu'en somme l'érysipèle n'est pas aussi contagieux que la peste et que la plupart des fièvres; enfin il disparaît, et puis, au bout d'un certain temps, un nouveau malade affecté d'érysipèle spontané ou acquis entre dans un service qui était débarrassé d'érysipèles, ou bien se trouve dans un quartier ou dans un village qui n'en offrait pas d'exemple, et on verra toute une série se montrer de nouveau. On le verra plus souvent dans les hôpitaux et principalement dans les services de chirurgie ou de femmes en couches, parce que là se trouvent des malades affectés de plaies; la porte d'entrée est ouverte d'avance par la plaie à tous les genres d'empoisonnements, et les matières morbides répandues dans l'air se combinent bien plus facilement avec les jeunes cellules qui recouvrent la surface de ces plaies qu'avec l'épiderme plus ou moins réfractaire des personnes qui ne présentent aucune lésion extérieure.

A. *Du miasme.*

Si l'on se résout à pénétrer un peu avant dans la marche des maladies épidémiques, il n'est pas difficile de voir que le médecin se trouve pris entre deux hypothèses : ou bien il n'y a pas d'épidémie, pas de contagion, il y a coïncidence, tout est du hasard ; le choléra, par exemple, se développe tout le long d'un fleuve chargé d'émanations putrides : hasard. Il marche de proche en proche à travers l'Asie, allant de l'est à l'ouest, parfois avec une régularité et une sûreté désespérantes : hasard. Il passe de l'Inde en Chine, de Pékin à Tobolsk, à Pétersbourg, de Pétersbourg à Vienne, de Vienne à Paris et de Paris à Londres, prenant les uns après les autres les membres d'une famille, les habitants d'une maison, ceux d'un quartier, puis d'une ville : hasard ! coïncidence ! Chaque cas est un cas isolé, le hasard seul a tout fait.

A moins d'accepter cette doctrine si commode des coïncidences, mais qui, exposée crûment, n'est pas propre à satisfaire tous les esprits, il nous faut absolument entrer dans l'autre hypothèse, admettre l'épidémie dans le sens le plus large, c'est-à-dire avec l'idée qu'il existe réellement une contagion.

Les mots diffèrent, mais le fait est le même ; épidémie, contagion, infection, inoculation, il n'y a pas là d'autre différence qu'une différence de procédé. Une maladie se multiplie, s'étend, se transmet de proche en proche, voilà le caractère général ; elle procède par voies inconnues, c'est l'épidémie simple ; elle s'est transmise par le contact direct d'un individu à un autre, c'est la contagion ; elle est partie d'un foyer pour irradier tout autour, sans contact direct des individus sains avec les malades, c'est l'infection ; et comme la zone d'infection commence à la surface de l'individu atteint pour rayonner tout autour, du contact à l'infection il n'y a pas loin.

Quant à l'inoculation, elle a du moins cet avantage, c'est qu'il est difficile de la contester dans les cas où elle existe ; et pourtant, au fond, n'y a-t-il pas là identité réelle? n'y a-t-il pas un grand fait commun qui domine tout cet ensemble, c'est-à-dire la transmission possible d'une maladie de l'individu malade à l'individu sain ? Mais cette transmission, comment la comprendre? Aux yeux de l'école ontologiste, les maladies étaient des êtres, êtres peu palpables, peu tangibles, mais enfin êtres réels qui dominaient, régnaient et vivaient d'une vie propre ; et peu s'en faut encore aujourd'hui que le *miasme* ne soit une espèce d'être invisible, demi-matériel, demi-spirituel, sorte de lien entre l'homme et les *essences* supérieures, quelque chose d'inouï, d'inconnu, qui défraie l'imagination des médecins aussi bien que celle des malades : il y a là du terrible, du monstrueux, de l'invraisemblable, de l'infiniment petit, et c'est par les infiniment petits, par les agents demi-immatériels, que l'homœopathie le poursuit.

Mais, hélas! pour la railleuse école de Paris, qui regarde et dissèque, ils sont envolés les beaux jours de l'ontologie ; les maladies, pour nous sceptiques, ne sont plus des êtres ; les maladies sont des ensembles de phénomènes chimiques, physiques et fonctionnels (1) qui se passent chez un être vivant sous l'influence de causes morbides ; et ces causes elles-mêmes, envisagées au point de vue de la contagion ou de l'épidémie, il nous faut rechercher ce qu'elles peuvent être dans la réalité, quitte à avouer notre ignorance ou à rester dans le doute.

Le *miasme*, d'abord, si souvent invoqué, c'est un mot, ce n'est qu'un mot vague et privé de sens, destiné à exprimer une idée vague ; c'est un être de raison : en somme, ce n'est rien. Pour nous, en médecine, il n'y a pas d'êtres de raison. Et pourtant la contagion existe, et pourtant il y a un lien réel, un lien matériel entre l'homme pris de la peste sur un vaisseau et l'hôte chez lequel on le débarque et qui sera pris demain ; il y a quelque chose qui porte la maladie d'un point à un autre, il y a une raison par laquelle un

(1) Voir la définition de la maladie. MM. Béhier et Hardy, tome I.

être humain est pris après un autre être humain à la suite d'un contact direct ou d'un contact moins intime. Quelle peut donc être cette cause? Il ne s'agit point ici de métaphysique, et nous n'avons point à traiter la grande question des *forces*; il s'agit d'une cause matérielle et de choses terrestres. Or, la matière se présente à nous, sur la terre que nous touchons, dans l'état actuel des choses, sous trois formes sensibles, tangibles, réelles : la forme solide, la forme liquide, et les gaz ou vapeurs.

En dehors de ces trois formes, sous lesquelles les êtres nous apparaissent et se révèlent à nos sens, il n'y a rien, rien que des phénomènes et des propriétés, c'est-à-dire des modifications dans les êtres qui affectent ces trois modes.

Laissons donc tous ces termes de miasmes, d'influences, d'aura, etc. Si un marais vous empoisonne, c'est que vous avez absorbé des gaz, des liquides ou des cellules animales, peut-être végétales, en décomposition; et il est matériellement, physiquement impossible, qu'il se passe autre chose. Nous sommes donc conduits à admettre qu'en vertu des lois qui régissent la décomposition des êtres organisés, ces liquides ou ces gaz, et principalement ces cellules organiques, ont acquis la propriété spéciale d'agir comme ferment sur les cellules de notre organisme, et de le modifier lui-même de telle sorte qu'il présente toute la série morbide désignée sous le nom de fièvre maremmatique.

Or cette nécessité d'admettre l'influence d'une cause matérielle et rien que matérielle dans la production des fièvres paludéennes, nous la retrouvons tout aussi grande, tout aussi puissante dans la production et la reproduction des maladies à la fois épidémiques et contagieuses. Non, il n'y a pas plus de miasmes, il n'y a pas plus d'êtres de raison qui donnent le choléra, qui donnent la fièvre typhoïde, qui donnent la scarlatine ou l'érysipèle, qu'il n'y en avait dans les marais pour donner la fièvre paludéenne.

Ici, comme toujours, comme partout, il y a une cause matérielle, tangible, réelle, derrière les phénomènes qui nous apparaissent; il y a de la matière qui a transmis la maladie de l'être malade à l'être sain. Il y a deux cents ans, les épidémies étaient sous l'influence des astres : aujourd'hui, nous cherchons quelle est la particule matérielle qui a empoisonné le malade, et ce sera une des gloires de la science moderne d'avoir substitué la doctrine des réalités à la doctrine du vague en médecine.

Ici toutefois se présente un embarras immense, celui de montrer matériellement la cause morbide dans tous les cas; difficulté d'autant plus grande que lorsque le bonheur ou plutôt des séries d'observations bien faites et un travail assidu ont fini par la faire trouver, cette cause morbide, comme par exemple l'inoculation dans les maladies virulentes, il se trouve des esprits qui cherchent encore le mystérieux quand même, là où nous tenons enfin la réalité.

Vous avez démontré que la cellule de pus d'un chancre inoculée sous la peau d'un individu sain lui donne un chancre; on vous répondra que les matériaux qui renferment le poison syphilitique ne sont pas ce poison morbide lui-même, car ces matériaux ne diffèrent pas en apparence des mêmes produits quand ils ne possèdent pas ces propriétés virulentes. Si les cellules ne sont pas le poison, quel est-il donc? un miasme?

Eh bien, pour nous, voilà ce que nous nions absolument: c'est l'existence de ce miasme, de cet être impalpable. Certainement, *en apparence*, la cellule de pus d'un chancre ne diffère pas beaucoup de la cellule de pus d'une plaie ordinaire, mais elle en diffère absolument par ses propriétés, et cela suffit.

Sans doute il reste encore une inconnue au problème; mais cette inconnue ce n'est pas un miasme, ce n'est pas un poison immatériel morbide, ce n'est pas un être de raison, *c'est le rapport qui existe entre une cellule donnée et ses propriétés*. Eh bien, cette inconnue, il faut l'admettre, elle existera toujours. Jamais la science ne révélera pourquoi telle propriété appartient à tel corps; mais, du moment où nous avons constaté ce fait, à savoir qu'il y a une matière douée de telles ou telles propriétés, nous devons nous y tenir, il n'y a pas d'autre inconnue, mais nous ne pouvons aller plus loin.

Poursuivons maintement cette étude. Le miasme qui n'existe pas, dans le sens mystérieux du mot, ne saurait être l'agent de la contagion. Cet agent, quel est-il donc?

C'est ici le lieu d'examiner une théorie qui tend à se faire jour depuis quelques années dans les sciences naturelles, théorie qui, envisagée par Virchow au point de vue purement descriptif et anatomique, acceptée virtuellement par la plupart des maîtres de la science, est peut-être appelée à renouveler de fond en comble les idées admises sur la nature et la transmission des maladies dites miasmatiques, épidémiques ou contagieuses.

Je veux parler de ces idées nouvelles sur la vie véritable, individuelle, et sur les propriétés physiologiques et morbides des *cellules* animales et végétales; je veux parler de ces faits nouveaux dans la science, que les grandes discussions des diverses académies ont mis de toutes parts en lumière, et qui jettent déjà un si grand jour sur certains points des contagions.

Et pour formuler d'une façon générale ces idées, qu'il nous soit permis de les désigner sous le nom que Virchow a rendu célèbre, celui de *théorie cellulaire*.

C. *Théorie cellulaire.*

En histoire naturelle, aussi bien dans l'histoire naturelle générale que dans l'histoire naturelle de l'homme, on en arrive aujourd'hui à considérer la cellule comme un être simple qui naît, vit, meurt, et se reproduit à l'instar de ces êtres moins simples, plus compliqués, *organisés* en un mot, suivant le terme de l'école, lesquels êtres organisés sont eux-mêmes essentiellement composés de cellules.

Une différence considérable, mais une seule différence, distingue ces êtres simples des êtres organisés : les cellules ne paraissent pas douées de mouvements propres, *volontaires* : les êtres organisés qui constituent le règne végétal en sont également privés : les êtres organisés compris dans le règne animal jouissent seuls de cette propriété supérieure.

Mais les cellules, ces êtres si simples, si inférieurs, pour manquer de la faculté du mouvement *volontaire*, tout en présentant celle du du mouvement *spontané*, n'en possèdent pas moins des propriétés particulières, propriétés mobiles, variables, comme celles qne nous présente tout ce qui appartient à la vie; et cette mobilité, cette variabilité si grande qu'elle a fait désigner les matériaux de notre organisme par l'expression heureuse de matières protéiques, paraît essentiellement liée à la composition chimique, si mobile elle-même, de la matière vivante, sous quelque forme que nous apparaisse la vie ; en un mot, *les cellules vivent.*

A l'état physiologique, à l'état de santé, l'homme nous offrira donc d'une part un ensemble d'organes, un tout, une unité, accomplissant un certain nombre de fonctions normales, physiologiques ; et, d'autre part, un ensemble de cellules accomplissant régulièrement aussi leurs fonctions normales.

Ces cellules physiologiques parcourent au sein de notre organisme une série de phases, de transformations, par suite desquelles elles naissent, vivent, meurent et s'éliminent régulièrement, traversant le corps humain, dont elles font partie d'une façon transitoire; subissant le contre-coup de toutes les causes qui viennent ébranler ou modifier l'organisme tout entier, et par contre, lui imprimant à leur tour des modifications plus ou moins profondes lorsque elles-mêmes sont atteintes dans leur composition normale ou dans leurs propriétés physiologiques.

Autant d'individus dans l'individu, autant de vies particulières dans la vie générale. Mais il y a là un lien si intime, une connexion si puissante, que l'individu ne peut être atteint dans son ensemble sans que ces êtres inférieurs, qui servent à le constituer, ne souffrent ou ne périssent eux-mêmes.

L'homme naît, et à ce moment il est doué d'une immense propriété d'accroissement : le fœtus, dans les quelques semaines qui suivent la fécondation de l'œuf, arrive à multiplier des milliers de fois son volume primitif, et nous voyons à ce moment les cellules qui le composent se multiplier elles-mêmes à l'infini, avec une rapidité et une énergie immenses.

L'homme est frappé de maladie, comme par une fièvre typhoïde grave ou une tuberculisation avancée : nous voyons le mouvement cellulaire diminuer, la reproduction et la vitalité des cellules s'altérer et s'éteindre; les cheveux tombent et ne se reproduisent plus; les ongles se déforment et s'altèrent; les spermatozoïdes, ces cellules si vivantes, presque organisées, et qui touchent déjà de bien près à l'animalité, cessent de se reproduire. Enfin l'homme meurt, et avec lui tout ce monde d'infiniment petits se décompose et retombe à l'état de matière inorganique.

Réciproquement, les cellules, de leur côté, peuvent subir des transformations morbides; c'est alors qu'elles empoisonnent à leur tour l'économie sur laquelle elles sont greffées; et c'est là précisément ce qui constitue le grand fait que nous retrouvons à la base de tous les empoisonnements maladifs, quel que soit le nom qu'on leur donne et à quelque cause extérieure ou intérieure qu'on les rattache : infection, contagion, empoisonnement interne ou externe.

En effet, un fait général, immense, paraît embrasser à la fois les infections et les contagions dans leur ensemble : des cellules échappées à un organisme vivant, ou bien à un organisme malade, ou bien à un organisme mort, à un cadavre, viennent se mettre en contact avec les jeunes cellules qui se rencontrent à la surface des organes sains et vivants d'un être sain. En vertu des propriétés spéciales, nouvelles, qu'elles ont acquis, soit parce qu'elles appartenaient à un organisme malade, soit parce que d'elles-mêmes elles ont subi la transformation profonde à laquelle sont soumises toutes les matières animales en voie de décomposition, ces cellules répandues dans l'atmosphère sont devenues un poison morbide. Dès lors, appliquées à la surface de nos muqueuses, de nos plaies, de nos excoriations les plus légères, elles subissent un contact intime avec les jeunes cellules vivantes et saines qui revêtent nos organes. Une endosmose et une exosmose réciproque s'établissent immédiatement entre elles ; les propriétés septiques que possédaient les cellules étrangères se transmettent aussitôt aux cellules du corps vivant, l'absorption se fait de proche en proche. Et alors, si c'étaient des cellules syphilitiques que l'on a insérées sous notre peau, les cellules de l'homme sain deviennent syphilitiques à leur tour, et l'organisme tout entier s'infecte lentement et de proche en proche. Si c'étaient des cellules varioleuses qui volaient dans l'atmosphère, elles se posent sur la peau, sur une muqueuse, et la variole va naître dans quelques jours. Si vous vous êtes piqué avec un scalpel imprégné de matières décomposées, ce sera encore un empoisonnement différent qui se produira, avec ses symptômes propres ; au bout de quelques heures, la partie gonflera, la lymphangite se dessinera sur le membre, et après elle tout le développement de l'infection putride.

Dans ces trois ordres de faits, qui paraissent tant différer l'un de l'autre, il n'y aura pourtant qu'un seul et même ordre de phénomènes ; ce sont toujours des cellules malades qui auront modifié, c'est-à-dire empoisonné d'abord les cellules saines en contact avec elles, puis, de proche en proche et par absorption, les cellules plus éloignées, les lymphatiques voisins, les ganglions, les veines et l'organisme tout entier. Dans un cas, il faudra beaucoup de matière morbide pour que l'empoisonnement se fasse, et l'*inoculation seule* pourra transmettre la maladie ; c'est le cas de la syphilis. Dans les autres cas, un simple contact, la respiration de quelques cellules, le passage auprès d'un malade, suffiront pour empoisonner l'individu sain, et c'est ainsi que se développeront les contagions (et les épidémies) de variole, rougeole et scarlatine ; en un mot, toutes les épidémies de maladies évidemment contagieuses. Ce sont enfin ces différences dans le procédé et le résultat de ces empoisonnements divers qui constituent la spécificité.

Est-il nécessaire d'insister beaucoup maintenant pour dire comment nous comprenons la contagion dans l'érysipèle? Si elle existe, et nous espérons l'avoir démontré par les faits que l'on trouvera exposés dans cette thèse, il est évident que la contagion ne saurait procéder ici autrement que dans les autres maladies contagieuses. Nous aurons donc à rechercher ces trois ordres de faits, à savoir : si la transmission de l'érysipèle par l'inoculation, par contact direct, par contact indirect (ou infection), sont des faits acquis à la science. Nous dirons ce que nous croyons avoir vu, ce qui nous paraît encore douteux, ce qu'il nous semble rester encore à faire, et nous nous tiendrons pour satisfait si, en dehors des théories, nous avons pu démontrer pratiquement que l'érysipèle, souvent créé de toutes pièces par certains malades, n'en devient pas moins, dans certains cas, une maladie contagieuse et transmissible.

CAUSES ET NATURE DE L'ERYSIPÈLE.

Nous ne pouvons ici faire un historique complet des opinions qui ont tour à tour régné dans la science et qui se trouvent encore en présence aujourd'hui sur la nature et les causes de l'érysipèle. Nous mettrons simplement sous les yeux du lecteur quelques passages choisis les uns parmi les ouvrages de médecine, les autres parmi les livres de chirurgie. On y verra qu'en somme il y a peu de médecins et de chirurgiens qui ne reconnaissent deux ordres de causes à cette maladie : d'une part, les causes internes ou prédisposantes, amenant l'érysipèle médical proprement dit et jouant aussi un certain rôle dans la production des érysipèles traumatiques ; d'autre part, des causes externes de toutes sortes, qui sont les causes efficientes ou occasionnelles dans les érysipèles partis de plaies, et souvent aussi chez les érysipélateux qui n'en présentaient pas. Quelques auteurs, comme M. le professeur Velpeau, admettent même comme cause la plus fréquente une sorte d'empoisonnement par la plaie, empoisonnement qu'ils pensent provenir d'une décomposition du pus ou même de la présence de matières septiques venues du dehors ; enfin la contagion, pour le petit nombre d'auteurs qui l'admettent, rentre évidemment dans ce second ordre de causes : c'est une cause efficiente de l'érysipèle. Mais, pour qu'elle ait lieu, *il faut d'abord une prédisposition individuelle du malade*, et ensuite elle est puissamment aidée par la présence d'une plaie, parce que les cellules et les matériaux septiques qui déterminent l'explosion de l'érysipèle chez un individu en l'empoisonnant se combinent bien plus facilement avec ses tissus dans l'intérieur d'une plaie qu'à la surface de la peau ou même d'une muqueuse saine. Une plaie leur présente de jeunes cellules, des cellules *à l'état naissant*, pour parler comme les chimistes, et la fermentation, l'empoisonnement, l'infection, y trouvent réellement une porte d'entrée toute prête.

Historique. — En 1785, Borsieri, dans la seconde édition de ses *Instituts de médecine pratique*, portait ce jugement sur la nature de l'érysipèle : « Cette maladie diffère notablement du vrai phlegmon, avec lequel elle a pourtant de l'affinité ; c'est plutôt un genre bâtard de phlogose ou d'inflammation. Elle appartient à la classe des maladies exanthématiques fébriles. »

Il traite aussitôt après du zona, qu'il en sépare, tandis qu'on les confondait encore en France. Il distingue dans l'érysipèle le *vrai* et le *faux* ou illégitime, et celui-ci est de forme phlegmoneuse ou œdémateuse, etc. Il admet dans la plupart des cas, même traumatiques, une cause prédisposante (traduct. de M. Chauffard, page 33). Il appelle *protopathique*, primitif ou essentiel, celui qui se déclare spontanément, sans aucune affection antécédente, et qui reconnaît une cause spéciale, engendrée intérieurement et résidant dans les humeurs.

En 1814, en France, Boyer admet des causes internes et des causes externes qui peuvent amener l'érysipèle (*Traité des maladies chirurgicales*, tome II, page 6). Il définit cette maladie : « une inflammation de la surface de la peau d'une étendue plus ou moins grande, mais sans bornes marquées... avec rougeur disparaissant sous le doigt, etc. »

Il distingue l'érysipèle en *simple* et *compliqué*. Le simple, quand il dépend de causes externes, n'est accompagné que de symptômes locaux ; « mais, lorsqu'il est produit par une cause interne, il est presque toujours *précédé* et *accompagné* de lassitudes, de quelques frissons passagers, de dégoût, de nausées et d'un peu de fièvre. L'érysipèle peut être compliqué avec une fièvre inflammatoire, avec une fièvre bilieuse, avec une fièvre putride ou maligne ; il peut être compliqué aussi avec un phlegmon ou avec un œdème : dans le premier cas, on le nomme *érysipèle phlegmoneux*, et dans le second, *érysipèle œdémateux*, ou plutôt *œdème érysipélateux*, l'œdème étant la maladie primitive, principale. »

Renauldin (*Dictionnaire des sciences médicales* en 60 volumes, t. XIII, p. 254, 1815) le définit : « *une tumeur* inflammatoire, aiguë, douloureuse, communément plane, superficielle, non circonscrite, qui s'étend en largeur sur quelque point de la surface de la peau, et dont la couleur rose, pourpre ou rouge foncé, passe momentanément au blanc par l'effet d'une compression opérée avec les doigts. » Il le borne à l'inflammation des papilles du derme : « quelquefois néanmoins toute l'épaisseur de la peau et le tissu cellulaire sous-cutané participent à l'inflammation érysipélateuse ; dans ce cas, la maladie s'éloigne de son état de simplicité, elle tient alors tout à la fois du phlegmon et de l'érysipèle, et elle prend le nom d'*érysipèle phlegmoneux* ou celui de *phlegmon érysipélateux*. »

Renauldin a bien vu la liaison intime qui existe entre le phlegmon et l'érysipèle, mais plus loin il confond malheureusement avec l'érysipèle le zona (pages 262 et 264) et les engelures (page 257). On comprend aisément que dans cet ordre d'idées on puisse assigner le froid comme cause ordinaire à l'érysipèle.

L'opinion de MM. Chomel et Blache (*Compendium de médecine*) est trop connue en France pour que personne ignore leur manière de voir à ce sujet ; chacun sait qu'ils admettaient la cause interne comme à peu près la seule cause de la production des érysipèles.

M. Rayer émet sur la nature de cette maladie les idées suivantes :

« § 226. L'érysipèle est une inflammation exanthémateuse, extensive et *non contagieuse*, caractérisée par une teinte rouge de la peau avec gonflement du tissu cellulaire sous-cutané, se terminant ordinairement par résolution et desquamation, quelquefois par suppuration, et rarement par gangrène. (Rayer, *Maladies de la peau*, t. II, p. 165.)

« § 227. Causes : malpropreté, frottements durs et réitérés, une chaleur vive, l'attouchement des plantes vénéneuses le contact de certains insectes ou des humeurs qui s'échappent de leur corps, l'application de topiques irritants, les piqûres d'instruments imprégnés d'humeur animale en putréfaction, une plaie contuse, une opération chirurgicale, l'inoculation de la vaccine, de la variole, etc. Il faut aussi compter parmi les causes dont l'action est bien avérée certaines influences du système nerveux provoquées par les affections vives de l'âme, par un chagrin profond, un violent accès de colère. Quant aux viandes putréfiées, abus des spiritueux, etc..., rien ne prouve qu'ils le provoquent plus fréquemment qu'une autre maladie, etc.

« D'autres faits ne se prêtent également à aucune explication rigoureuse. Il est des années, m'écrivait M. Calmeil en 1828, où les érysipèles se multiplient à l'infini chez les aliénés ; pendant un temps plus ou moins long, il faut suspendre les médications révulsives, qui font pour ainsi dire la base du traitement de l'aliénation mentale. L'application d'un séton, d'un moxa, d'un vésicatoire, est suivie d'une inflammation érysipélateuse ; une plaie superficielle de la peau a le même inconvénient ; le plus léger coup, l'ouverture d'une veine, une application de sangsues, occasionnent des érysipèles.

« Cette année (1828), sous ce rapport, a été singulièrement remarquable ; depuis six mois, les infirmeries sont encombrées d'aliénés érysipélateux. La maladie se manifeste sur un point quelconque du corps, quelquefois sur une partie saine de la peau, le plus souvent dans le voisinage d'un cautère... Des faits du même genre ont été observés à Bicêtre, à la Salpêtrière, à l'hôpital Saint-Louis, à la Charité, etc., dans certaines saisons et à certaines époques, où les érysipèles se sont montrés en tel nombre que cette maladie paraissait véritablement épidémique, etc. »

Suit un passage où M. Rayer dit que la contagion n'est pas démontrée (*id.*, p. 147).

(*Compendium de chirurgie*, t. II, p. 46, 1851.)

« L'érysipèle est une maladie caractérisée par la rougeur diffuse d'une partie plus ou moins étendue des *téguments*, avec tuméfaction légère, tension, sensibilité à la pression, douleur et chaleur âcre et mordicante... A ne considérer l'érysipèle que sous le rapport des modifications locales qu'il imprime à la partie du tissu cutané dans laquelle il établit son siége, il est impossible de ne pas reconnaître les caractères fondamentaux, sinon d'une inflammation franche, au moins d'un mouvement fluxionnaire indiqué par la rougeur, le gonflement, la douleur et la chaleur, etc... L'inflammation érysipélateuse diffère des inflammations ordinaires en ce que : 1° elle est essentiellement mobile; 2° *on ne peut la faire naître à volonté*, et il faut pour qu'elle se développe une disposition particulière de la constitution : l'action du calorique, l'insolation, par exemple, ne produisent le plus souvent qu'une rubéfaction simple et passagère de la peau, etc.; 3° l'inflammation érysipélateuse est *presque toujours précédée* et accompagnée de malaises, de phénomènes généraux, et d'un appareil fébrile qui a été désigné par quelques auteurs sous le nom de *fièvre érysipélateuse*.

(Tome II, page 48.) Boyer pense que l'érysipèle de cause externe est *assez rare* et que presque toujours cette espèce d'inflammation dépend d'une cause interne. Nous partageons tout à fait, à cet égard, l'opinion du vénérable chirurgien de la Charité.

« Il faut reconnaître aussi, *et c'est là un des points les plus importants*, qu'il existe des constitutions médicales sous le règne desquelles les érysipèles naissent en si grand nombre qu'ils ont un caractère vraiment épidémique : *c'est alors que presque toutes les lésions cutanées*, même les plus légères, comme l'application d'un séton, d'un moxa, d'un cautère, d'un vésicatoire, de quelques sangsues, l'ouverture d'un abcès, une saignée, la moindre incision, la plus petite plaie à la peau, amènent immédiatement cette fâcheuse complication. Il n'y a pas d'année que nous n'ayions occasion d'observer dans nos hôpitaux cette singulière et malheureuse disposition, tantôt étendue à la fois à toutes les salles, *tantôt bornée à une seule*, quelquefois renfermée dans un hôpital, d'autres fois commune à plusieurs établissements, et appréciable aussi dans la pratique particulière, etc... Le praticien serait coupable s'il ne savait alors différer et remettre à une autre époque toutes les opérations qui ne sont pas d'urgence. »

M. le professeur Grisolle (1862), qui considère l'érysipèle comme une phlegmasie, le définit : « une *inflammation exanthématique*, extensive, caractérisée par une rougeur plus ou moins vive de la peau, avec dureté et gonflement de cette membrane, se terminant par résolution et desquamation, mais suivie quelquefois de suppuration et plus rarement de gangrène » (1).

Or, quelques pages plus haut (605), il définit les exanthèmes comme Willan : « *un certain nombre d'affections cutanées* ayant pour caractère commun une rougeur plus ou moins vive, circonscrite ou diffuse, qui diminue ou disparaît momentanément sous la pression du doigt. » Il sépare des exanthèmes la rougeole et la scarlatine; « car, bien que par leurs caractères extérieurs ces éruptions soient de nature exanthémateuse, cependant comme la fièvre, l'infection générale de l'économie, l'état du sang et la spécificité, constituent les éléments principaux de la maladie, nous avons dû les ranger dans une autre classe » (p. 606).

Un peu plus loin, page 613, il ajoute : « L'érysipèle, *en se propageant au tissu cellulaire*, peut amener une suppuration plus ou moins abondante, mais c'est bien moins une terminaison de l'érysipèle que le résultat d'une complication : de même pour l'ulcération, la gangrène de la peau » (*id.*).

Enfin, page 622, il parle de la nature de cette maladie :

« Il est incontestable que l'érysipèle est une inflammation cutanée; mais est-ce une inflammation simple, ou bien l'altération de la peau

---

(1) M. le professeur Grisolle, *Traité de pathologie interne* (8e édition, 18[illegible]2, tome I, page 611)

ne serait-elle qu'un des symptômes d'un état général? Il est impossible aujourd'hui de répondre à une pareille question, et surtout de la trancher d'une manière très-absolue. Disons pourtant, avec Chomel et M. Blache, que si l'on considère la grande mobilité de l'érysipèle, le trouble des fonctions digestives, la *disproportion* qu'il y a souvent entre les symptômes généraux et le peu d'étendue de la phlogose cutanée, enfin l'impuissance des antiphlogistiques et le développement presque toujours spontané de la maladie, on sera autorisé à penser que *les phénomènes inflammatoires* dont les téguments sont le siége *ne constituent pas toute la maladie. Dans beaucoup de cas, l'érysipèle semble être une manifestation d'une cause générale.*

Cependant nous ne saurions, à l'exemple de quelques-uns, considérer l'érysipèle comme étant une fièvre exanthématique, « comparable par exemple à la rougeole ou à la scarlatine. »

Enfin M. le professeur Béhier, dans ses cliniques de la Pitié (1864), divise l'érysipèle de la manière suivante :

Il y a trois variétés principales dans l'érysipèle, surtout d'après les symptômes généraux.

1° Forme inflammatoire franche.

2° Forme muqueuse : il coïncide avec tous les signes d'embarras gastriques, nausées, vomissements muqueux.

3° Forme bilieuse. Teinte subictérique, goût amer, vomissements bilieux, abattement.

L'ataxie, l'adynamie, sont des complications, non des formes.

Nature. « Pour quelques auteurs, l'état général est tout dans l'érysipèle, ils en font une pyrexie. Est-il une fièvre exanthématique, au même titre que la rougeole et la variole? Je n'accepte pas, pour ma part, cette opinion. Je vous ai dit qu'une lésion traumatique de la peau était un exorde presque obligé de l'érysipèle. Cette idée de traumatisme probable exclut déjà pour sa part l'idée d'une maladie générale, d'une pyrexie.»

L'influence de la constitution médicale et de la disposition individuelle du malade sur la forme de l'érysipèle éloignent également cette idée.

Bien plus, que cette constitution médicale règne ou ne règne pas, on voit souvent dans un même lieu, dans une même salle d'hôpital, par exemple, deux érysipèles, tous deux d'origine identique, présenter une expression symptomatique différente. C'est ce que nous voyons en ce moment dans nos salles.

« On ne peut voir là que des influences qui émanent de l'individu.

« *Deux sujets ont reçu le même germe pathologique ; en vertu de dispositions acquises de longue date, ils développent ce germe avec des apparences dissemblables.*

« Pure question de terrain, comme vous voyez, et je ne saurais trop vous le répéter, résistez à cette tendance qui veut placer dans cette maladie elle-même, dans son essence, dans ses propriétés, la raison des formes diverses qu'elle peut affecter.»

(Page 34.) « Il règne épidémiquement, c'est-à-dire que cette maladie devient surtout fréquente dans certains moments.

« J'admets bien l'existence d'une influence générale inconnue dans son essence, en vertu de laquelle l'érysipèle se développe avec plus de facilité, mais ce n'est pas pour cela une pyrexie véritable, pas plus que la pneumonie.

« La répétition simple d'une maladie ne signifie rien au point de vue nosologique.»

Causes et natures de l'érysipèle.

On voit que la plupart des maîtres de la science ont admis deux ordres de causes dans l'érysipèle :

D'abord une cause prédisposante, variable suivant les individus et les tempéraments, suffisant quelquefois à elle seule, comme nous le verrons à l'article des formes, pour déterminer un érysipèle. Puis, surajoutées à cette cause générale, une foule de causes secondaires qui parfois jouent un très-grand rôle dans la production de l'érysipèle. En tête, nous placerons la contagion (c'est-à-dire soit le contact direct, soit des rapports plus ou moins intimes avec un érysipélateux), et avec elle l'infection, comme l'entend M. Beau, c'est-à-dire l'empoisonnement par une substance morbide quelconque, cette dernière cause agissant surtout sur les plaies. Parmi les causes occasionnelles, nous placerons encore la chaleur : ainsi M. Bernutz nous citait le cas d'un de ses élèves qui avait pris un érysipèle de la face, mortel, à la suite d'un coup de soleil. — Le froid pourra, dans un certain nombre de cas, devenir aussi une cause occasionnelle d'érysipèle. Mais il faudra pour cela qu'il y ait une *prédisposition toute particulière* de l'individu à faire de l'érysipèle, ou bien que *d'autres causes plus puissantes*, comme l'infection ou la contagion, viennent s'y surajouter. On en trouvera un exemple dans nos observations, c'est le cas de M. X....., interne des hôpitaux. A ces deux causes occasionnelles, on devra joindre les traumatismes de tout genre ; mais il n'est pas facile de déterminer d'une manière absolue jusqu'à quel point une plaie simple peut amener l'érysipèle : l'érysipèle a toujours été regardé comme une complication des plaies, et non pas comme un résultat forcé d'un traumatisme, même violent : arrachement, plaie contuse, etc. Du moment où il est une complication des traumatismes, il faut bien qu'il soit survenu une autre cause que le traumatisme lui-même pour amener cette complication ; et nous retombons alors dans ces deux données : ou bien il y a eu stagnation et décomposition sur place du pus (M. Velpeau), ou bien il y a eu empoisonnement par matières septiques venues du dehors, infection ou contagion.

Nature. — Quant à la nature de l'érysipèle, pour poser plus nettement la façon dont nous envisageons cette maladie, nous ne saurions mieux faire que d'analyser ici en quelques lignes une série de considérations qui nous ont été exposées par notre cher maître M. le Dr Lorain ; nous regrettons seulement de ne pouvoir rendre ici que d'une façon bien affaiblie la vigueur et le brillant de sa parole :

« L'homme n'est pas un composé organique stable, immuable, présentant toujours et quand même, et avec la même intensité, les mêmes propriétés physiologiques. Cette stabilité, cette immobilité, cette identité d'un corps avec lui-même, vous ne la trouvez nulle part dans la nature ; prenez un corps organique, prenez du fer, mettez-le dans une certaine position, frappez-le, vous avez de l'aimant. Est-ce que c'est le même corps ? Est-ce que ce n'est pas pour ainsi dire un être nouveau, un être qui n'a plus de l'être précédent que des apparences semblables ? Est-ce qu'il ne présente pas une série de propriétés nouvelles, absolument différentes, et qui changent du tout au tout les rapports qu'il pouvait affecter avec les corps voisins ? Eh bien, ce que vous trouvez déjà à un premier degré pour les corps inorganiques, élémentaires, comme dit le chimiste, c'est-à-dire pour les corps les plus stables de la nature, cette transformation secrète, catalytique, ce métamorphisme, vous le retrouvez à plus forte raison pour les corps composés organiques, moins simples, d'une composition bien plus variée, et par suite moins stable. Les corps composés organiques sont de véritables protées qui se modifient, changent de nature et de propriétés avec une facilité merveilleuse, et nous étonnent à chaque instant par cette mobilité suprême ; nous offrant, par exemple, avec une composition identique en apparence, les graisses rancies qui nous empoisonnent et blessent notre odorat et tous nos sens par leur odeur infecte et leur aspect repoussant, et qui vont devenir en quelques instants, traitées par certains réactifs chimiques, des parfums, des essences, des condiments, avec lesquels on parfume et l'on idéalise presque les aliments les plus délicats de nos tables.

« Que dirons-nous donc du corps humain, le réactif le plus sensible et le plus mobile que nous présente l'étude générale des corps?

« Sous les influences les plus variables, les plus légères parfois en apparence, lui aussi nous présente une série d'états divers, de *métamorphismes,* qui entraînent avec eux toute une série de propriétés bien différentes de ses propriétés ordinaires : c'est là la différence essentielle qui sépare la maladie de l'état physiologique.

« Véritable protée, dès qu'il a reçu le ferment qui va l'imprégner tout à l'heure, au lieu de faire du sang, il se met tout d'un coup à faire du pus ; au lieu d'épithélium, il fait des tumeurs, des boutons, de la gangrène. Il a reçu le ferment rubéolique, il fait de la rougeole ; il a reçu le ferment de la diphthérie, il va vous faire de la diphthérie sur les pieds, sur les mains, dans la bouche, le larynx ou les bronches ; il a reçu le ferment syphilitique, et va vous faire de la syphilis sur la peau, dans les muscles, dans les os, dans les viscères.

« Ces états divers si variables, mais si bien reliés entre eux cependant, parce qu'ils nous montrent que le corps tout entier s'est transformé en un autre corps doué de propriétés et de fonctions différentes, nous ne saurions mieux les désigner que sous le nom de *diathèses aiguës*. L'homme qui a reçu ces ferments est devenu tout entier rougeole, scarlatine, diphthérie, comme il devient syphilis ou farcin. »

Ces idées, que nous partageons de tout point, trouvent évidemment leur application dans la maladie qui nous occupe ; l'érysipélateux, lui aussi, *est devenu tout entier érysipèle,* et il nous est impossible de comprendre cette maladie autrement que comme une *diathèse aiguë*, suivant l'heureuse expression de notre maître.

Dans l'érysipèle, il y aura donc pour nous deux choses à étudier : d'abord la lésion, ou plutôt les lésions de la peau, lésions qui ne comprennent pas toujours la peau seule, mais avec elle tous les tissus qui peuvent se prendre consécutivement ou de prime abord; et puis, une seconde étude à faire, est celle de la maladie elle-même, indépendamment de ces lésions diverses par lesquelles elle se révèle à nous.

Dans ce sens, le mot maladie ne signifie pas qu'il soit question ici d'espèces réelles, ni d'êtres fantastiques. Il s'agit de la cause et des symptômes en rapport avec les lésions désignées sous le nom d'érysipèle. Cette cause, le *quid obscurum* qui se cache derrière ces lésions, c'est à nos yeux, nous ne saurions trop le répéter, un *métamorphisme réel de tout l'individu, soit spontané, soit provenant d'un empoisonnement véritable, d'un ferment, d'où qu'il vienne.*

Examinons donc comment procède l'érysipèle dans son début et dans sa marche, et à quelles causes on peut l'attribuer raisonnablement dans l'état actuel de la science.

Nous avons vu, en examinant les diverses définitions fournies par les auteurs sur cette maladie, sur ses limites et sa nature, que du chaos apparent et de l'immensité des contradictions où nage la science à cet égard il ressortait cependant deux grands faits :

1° Dans un certain nombre de cas, la maladie se présente avec un caractère essentiellement individuel ; elle se prépare de longue main chez un individu, et *d'avance vous pouvez prévoir*, vous pouvez dire qu'il aura un érysipèle. Il y a là une tendance de l'individu à faire de l'érysipèle ; il en a déjà eu, il l'aura, il l'a déjà *en puissance*.

Tantôt, dans des cas relativement assez rares, au moment du début, vous ne trouvez aucune lésion préalable du côté de la peau ; tantôt vous trouvez une simple congestion, une piqûre, une excoriation insignifiante, et loin de laquelle, souvent, le mal se montre sans affecter aucune liaison organique avec la lésion que l'on est tenté d'invoquer comme cause de l'érysipèle.

Ce seront des femmes, par exemple, chez lesquelles l'érysipèle remplacera les menstrues; comme d'autres fois elles seront remplacées par une manie aiguë, une crise d'hystérie (M. Lorain) : et pour avoir été remarqué maintes fois à l'époque de la ménopause, le fait n'en est pas moins réel, quoique plus rare peut-être, dans une période moins avancée de la vie.

D'autres fois, ce sera à la suite d'une maladie dont il formera, pour ainsi dire, la crise, que l'érysipèle se montrera.

On a vu, paraît-il, des affections anciennes disparaître pour toujours devant un érysipèle; les auteurs anglais en parlent comme d'une chose généralement admise.

L'érysipèle a ainsi pu être appelé heureux, dans certains cas. Après son apparition, par exemple, au moment de la ménopause, on voit certaines femmes, dont la santé était ébranlée jusque-là, revenir à l'état normal, retrouver l'appétit et les forces, et véritablement reprendre vie.

Voilà les considérations, voilà les faits qui ont amené une partie des auteurs et surtout des médecins, à envisager l'érysipèle comme une maladie de cause interne ; et en réalité il est tout un ordre de faits où la lésion, tout en étant peut-être le point de départ ordinaire, n'en doit pas moins être considérée simplement comme un prétexte pour la manifestation de la maladie à se montrer dans tel endroit plutôt que dans tel autre.

On a dit, et bien des auteurs soutiennent, que la lésion est constamment le point de départ de l'érysipèle, *la cause*, en un mot. Eh bien, ne forçons pas les faits; examinons-les tels qu'ils sont, et non pas tels qu'ils devraient être pour être simples et faciles à étudier. Il est positif que dans un certain nombre de ces faits il n'y a pas de lésion *à l'endroit* où l'érysipèle se montre tout d'abord (1). Il est positif que parfois encore il n'est pas possible d'en trouver

---

(1) Voir thèse de M. Lorain (obs. d'*érysipèle chez les nouveau-nés*) ; thèse de M. Després (obs. 1 à 31 en partie).

sur le corps de l'individu atteint (1). Et d'ailleurs, y en eût-il, n'avons-nous pas vu l'érysipèle fait d'avance? Ne pouvez-vous pas dire, quelquefois, qu'une femme aura un érysipèle à sa prochaine époque menstruelle, parce qu'elle en a déjà eu et qu'elle présente de l'aménorrhée? Et n'est-il pas évident dans ce cas que si elle a par hasard une écorchure à cette époque prédite d'avance, cette écorchure ne sera qu'un épiphénomène insignifiant, ou du moins que la *déterminante* de l'érysipèle, qui existait déjà *en puissance*, et devait à peu près forcément se localiser sur une portion quelconque de l'organisme?

Il y a donc des sujets, hommes ou femmes, en petit nombre il est vrai, mais il y a des sujets qui présentent forcément, à un moment donné, un érysipèle qu'ils ont créé de toutes pièces.

Le sujet se trouve d'avance dans des conditions physiologiques telles, la composition de son sang, de tous ses organes est telle, qu'à un moment donné il présentera, soit spontanément, soit à propos de la cause la plus légère, la plus futile (un refroidissement ou un excès de chaleur, un excès de table, des aliments indigestifs, de l'insolation), il présentera, dis-je, l'inflammation de la peau désignée sous le nom d'érysipèle; tout comme un sujet surmené ou une femme qui vient d'accoucher vous fera du pus dans tous ses organes à propos de la plus légère influence.

2° Voilà comment débute l'érysipèle dit interne, l'érysipèle médical par excellence, la fièvre érysipélateuse. Abordons maintenant la question d'origine de ces érysipèles que l'on a appelés traumatiques ou chirurgicaux; nous essayerons ensuite d'examiner comment ces deux catégories doivent se rattacher l'une à l'autre, et quel est le lien intime qui les unit au point de vue de la cause.

Un homme atteint d'une plaie, d'une brûlure, ou même d'une

---

(1) Clinique de M. le professeur Béhier, pages 27 et 28 (deux faits d'*érysipèle sans lésion comme point de départ*.

excoriation légère, présente les phénomènes physiologiques ordinaires de la pleine santé ou bien la réaction modérée qui accompagne toute lésion marchant régulièrement vers la guérison; tout à coup, il se sent pris de malaise; un frisson survient, il vomit. Quelques heures après, les bords de la plaie commencent à rougir, *la plaie se dessèche*; les ganglions correspondants se prennent; des traînées rougeâtres se montrent tout d'abord, partant de la blessure, sur le trajet des principaux vaisseaux lymphatiques du membre, et le lendemain seulement on les voit s'étaler peu à peu en plaques de plus en plus larges : ces plaques se dessinent bientôt, se marquent de plus en plus, dessinent leur contour par une bordure rouge plus saillante que le reste de la plaque; elles arrivent enfin, dans certains cas, à embrasser le membre tout entier. Souvent ces plaques rouges de l'érysipèle se montrent dès l'abord des premières; la peau est prise d'emblée par plaques, et l'on ne reconnaît plus le trajet des lymphatiques malades.

D'autres fois enfin, soit tout d'abord, ce qui est rare, soit consécutivement aux traînées rouges ou aux plaques érysipélateuses, le membre tout entier paraît atteint dans sa profondeur; une tuméfaction profonde, sous-aponévrotique, diffuse, accompagne la tuméfaction cutanée; puis vient tout ce cortége qui se déroule, ces fusées purulentes, ces gangrènes, ces destructions complètes de tous les tissus, ces suppurations de veines et de lymphatiques et les accidents généraux mortels.

Dans la première forme, nous voyons la lymphangite; dans la deuxième, les plaques de l'érysipèle proprement dit; dans la troisième, il est facile de reconnaître le phlegmon diffus avec son pronostic terrible.

Sont-ce là trois maladies? Sont-ce trois manifestations d'un même état maladif? Pour répondre à cette question, il faut nous reporter au point de vue d'où l'on envisage la nosologie chirurgicale: la chirurgie, quand elle est la chirurgie toute seule, est, à proprement parler, l'*étude des lésions*, et sa nosologie tout entière est fondée sur cette idée. Il en résulte que, en général, toute maladie chirurgicale n'est étudiée par les auteurs que comme lésion; et, d'autre part, toutes les fois qu'une lésion sera en apparence différente d'une autre, on verra là deux maladies différentes au point de vue de la chirurgie.

La *maladie* n'est donc pas comprise de la même façon au point de vue chirurgical pur et au point de vue de la médecine générale.

Nous établissons ce fait non pas pour le vain plaisir d'opposer auteurs à auteurs et théories à théories; ce que nos maîtres ont vu, ils l'ont bien vu. Il était nécessaire, pour bien étudier les lésions, de les considérer en elles-mêmes; et, pour faire ces admirables descriptions des phénomènes pathologiques qui accompagnent et suivent les traumatismes, descriptions que nous trouvons dans les ouvrages des Velpeau, des Rayer, dans le *Compendium*, il fallait se restreindre à l'analyse pure et simple, étudier la lymphangite en tant que lymphangite, la plaque érysipélateuse en tant que lésion spéciale, en séparer le phlegmon simple, le phlegmon diffus, les phlébites, etc.

Les chirurgiens sont dans le vrai, à ce point de vue; et la nosologie purement chirurgicale est non-seulement légitime, elle est nécessaire. Mais, en prenant la question des érysipèles à un point de vue plus général, au point de vue des causes, de la nature et des relations qu'ils peuvent avoir entre eux et avec les autres maladies, on est forcé d'envisager les choses autrement. Il y a un ensemble nommé érysipèle, qui se compose d'une lésion plus ou moins identique à elle-même; de causes variables aussi, de symptômes non moins variables. Parmi toutes ces variétés de forme on a pris une espèce de moyenne, dont on a fait le type érysipèle; mais il n'en est pas moins vrai que parfois il se présente sous la forme d'érythème, sous la forme œdémateuse, sous celle de phlegmon diffus, etc.; *quoique ces diverses lésions soient dans d'autres cas complétement indépendantes de l'érysipèle, et qu'on doive les en séparer.*

Entre les cas d'érysipèles qui présentent ces lésions diverses, et l'érysipèle franc, légitime, il n'y a pourtant que les apparences qui diffèrent. Les causes et la nature sont les mêmes.

Sur quelques formes de l'érysipèle.

On comprendra facilement qu'après les profondes études que Borsieri (1), Chomel, Blache (2) et autres ont laissé sur les formes de l'érysipèle, et qu'après la description vraiment admirable que M. Velpeau a donnée des formes d'érysipèles observées en chirurgie, nous ne cherchions pas à décrire de nouveau cette maladie.

Tout ce que nous pouvons faire, c'est d'exposer dans un résumé rapide, à la fois anatomo-pathologique d'une part, clinique de l'autre, quelques-unes des principales variétés pathologiques désignées dans les auteurs sous le nom commun d'*érysipèles*.

Nous allons essayer de suivre depuis les manifestations locales les plus légères, jusqu'aux lésions les plus étendues et les plus profondes, quelques-unes des manifestations si nombreuses de ce protée insaisissable qu'on appelle l'érysipèle ; et nous verrons, à mesure que nous avancerons dans l'étude de ces formes si diverses, qu'entre les unes et les autres, si différentes qu'elles paraissent au premier abord, il n'est pas difficile de trouver des intermédiaires. Depuis la rougeur la moins étendue, la moins marquée, jusqu'aux destructions profondes et mortelles du phlegmon diffus, la pratique montre toute une série de nuances insensibles, et l'on passe dans l'étude de l'érysipèle, de la simple rougeur érythémateuse aux gangrènes énormes

---

(1) Traduction de M. Chauffard.

(2) Dictionnaire en 30 volumes.

qui détruisent les membres ou des appareils entiers. Pourtant, à travers cette variété infinie, on peut trouver une *cause* commune, un point de ralliement, qui permet de réunir, jusqu'à un certain point, dans un même ensemble, ces variétés si diverses, et qui seule peut donner peut-être la clef de cette étude.

Il est une première forme bien légère (1), bien petite, s'il y avait quelque chose de petit en médecine, et qui pourtant n'a pas échappé à la sagacité des cliniciens : je veux parler de cette forme érythémateuse légère que les médecins connaissent si bien, et à laquelle ils ne se trompent guère; forme que l'on observe ordinairement chez les femmes au moment de la ménopause, lorsque les fonctions d'un organisme qui s'en va commencent à s'altérer de toutes parts, et que la circulation, avant toutes les autres, se trouve elle-même profondément modifiée dans ses manifestations et dans son ensemble.

C'est alors, qu'au moment des époques menstruelles, ou plutôt au moment où elles devraient apparaître, on voit les femmes, après quelques retards dans leurs époques, présenter bientôt une absence plus ou moins complète de menstrues: en même temps apparaissent différents troubles généraux, du côté des centres nerveux, des céphalalgies, des troubles cérébraux, des gastralgies ou des symptômes d'embarras gastrique; puis, chez certaines personnes, on voit apparaître, au moment désigné pour l'apparition des règles, en même temps ou un peu après ces symptômes généraux, une rougeur circonscrite soit à l'oreille, soit au nez; cette rougeur reste dans un état stationnaire pendant un ou deux jours, puis s'efface et disparaît. Elle se montre alors sans symptômes généraux graves; les symptômes légers qui l'avaient précédée disparaissent avec elle, et tout rentre dans l'ordre.

---

(1) Voir la belle description qu'en a donnée M. le Dr Marrotte, médecin de la Pitié (*Bulletin de thérapeutique*, 1864).

Chez les mêmes femmes, à d'autres époques, ou chez d'autres personnes, ces phénomènes si légers se prennent d'autres fois à revêtir une forme un peu plus sérieuse : au lieu de se limiter au lobule de l'oreille ou à l'extrémité du nez, la rougeur s'étend et gagne de proche en proche; le ganglion ou les ganglions du cou correspondants se prennent à leur tour : ils deviennent tuméfiés, sensibles à la pression ; la rougeur gagne le cou, si elle a débuté par l'oreille, gagne tout ou partie de la joue correspondante, s'étend un peu vers le cuir chevelu, et alors la fièvre est plus forte. Il y a quelques frissonnements, parfois un frisson véritable : l'intensité de la rougeur, la tuméfaction plus grande, le développement des ganglions cervicaux, les symptômes généraux plus marqués, céphalalgie, soif, inappétence, embarras gastrique, la langue un peu chargée, commencent à indiquer qu'il s'agit d'une forme un peu plus franche, et dès lors une plus grande quantité de praticiens consentent à voir là l'érysipèle.

Cependant, dans ces cas légers, où la maladie n'est encore qu'indiquée, on ne voit pas encore bien cette limite rouge et boursouflée indiquée dans tous les livres. Cette rougeur, ces troubles, d'ailleurs, ne durent que trois ou quatre jours ; les symptômes généraux ont été fort légers, en somme : n'est-ce donc pas là de l'érysipèle ?

Ne nous accusez pas trop vite, n'accusez pas surtout nos maîtres, qui ont observé ces choses, de confondre l'érysipèle avec le simple érythème. Réservez encore votre jugement, nous passons à des formes plus graves.

Chez ces mêmes femmes, dans les mêmes conditions, aux mêmes époques, au lieu d'un frisson léger, vous avez un frisson grave : depuis huit, dix, quinze jours, la personne se sent mal à l'aise ; les fonctions se font mal, les digestions sont troublées, l'appétit diminue, la langue est sale ; de temps en temps des rougeurs un peu violacées se montrent à la face. Tout à coup le frisson éclate, et l'état général se déclare. Souvent un vomissement ou des nausées se montrent dans la nuit qui précède le frisson initial ; la fièvre s'allume, le délire survient, et avec lui le bouffissement de la face. C'est alors que la rougeur se montre intense, violacée ou rouge vif, la face tuméfiée et vultueuse, les plaques s'étendent et montrent leur tendance au développement ultérieur par l'apparition de cette bordure rouge et tuméfiée qui, pour beaucoup d'auteurs, constitue la *caractéristique* de l'érysipèle. Et pourtant cette bordure fameuse, même dans les cas graves dont nous parlons, elle ne paraît pas toujours dès l'abord, ni sur toutes les plaques : elle se montre en plein cœur d'érysipèle, autour des plaques en voie d'accroissement; disparaît derrière elles à mesure qu'elles s'avancent pour envahir des parties nouvelles, et n'environne à peu près jamais la totalité de la lésion érysipélateuse, au contraire de la bordure d'accroissement que nous voyons environner toute l'étendue d'un herpès circinné ou d'un zona.

D'ailleurs, au bout de quelques jours, l'étendue totale de la lésion érysipélateuse pâlit et s'affaisse; partout la bordure rouge disparaît, la tuméfaction persiste encore, recouverte de la desquamation épithéliale ordinaire, et puis tout rentre dans l'ordre.

Eh bien, ces trois formes d'érysipèle que tout le monde a vues, et que pour mon compte je n'ai eu que trop l'occasion d'observer, est-ce que nous en ferons trois maladies différentes? Dirons-nous que dans le premier cas, c'était un simple érythème, dans le second un érythème plus fort, dans le troisième un érysipèle? S'il faut décrire anatomiquement la lésion, soit : il y a d'une part érythème, et de l'autre érysipèle. Mais, si nous regardons les faits en médecins, nous mettrons le doigt sur la cause et nous dirons : ces lésions légères, ces lésions graves, ces symptômes si légers, ces symptômes inquiétants, tout cela ne fait qu'un ensemble morbide.

Suivant les sujets, la température, les âges, suivant la disposition où le sujet se trouve en ce moment, suivant enfin ces mille conditions connues ou inconnues que l'on désigne sous le nom de constitution médicale, l'érysipèle se sera montré presque nul, bénin, léger ou grave, ou bien encore il aura revêtu ces formes typhoïdes mortelles qui ne pardonnent pas.

Nous avons insisté un peu longuement sur ces premières formes de l'érysipèle à proprement parler de cause interne, parce qu'elles sont peut-être moins connues que les formes plus graves, et que peu d'auteurs les ont décrites; elles se trouvent d'ailleurs tout au long dans le remarquable article qu'a publié M. le Dr Marrotte dans le *Bulletin de thérapeutique* (1861).

On voit que dans ces variétés il n'est pas toujours aisé d'établir les limites précises de l'érysipèle, et comme lésion, et comme maladie. Il est d'autres formes qui se rapprochent encore des précédentes, et dont le diagnostic n'est pas plus facile, si ce n'est dans les livres.

Les scrofuleux présentent, comme on sait, du côté de la peau, toute une série de manifestations morbides variables, ou plutôt la scrofule se montre avec des degrés et des aspects si divers qu'on y peut faire rentrer une grande partie du cadre nosologique.

Parmi ces manifestations cutanées, il en est qui doivent être rattachées à l'érysipèle. Celles-là encore nous apparaissent si variables, si mobiles, dans leur apparence et dans leurs symptômes, que les praticiens les plus exercés se demandent bien souvent pendant plusieurs jours s'ils ont affaire] à un érythème intense ou bien à un érysipèle, ou bien enfin à un de ces eczéma rubrum, accompagnés de fièvre, que l'on voit si souvent chez les scrofuleux. Je me souviens, entre autres, avoir vu un cas à l'hôpital des Enfants, à la suite d'une application de pommade au bi-iodure sur un lupus : non-seulement l'inflammation ordinaire qui suit l'application de cette préparation se montra, mais elle revêtit des caractères de violence tels que les symptômes généraux se manifestèrent rapidement avec une rougeur intense et une tuméfaction considérable de toute la face, accompagnés pendant la nuit d'agitation et de subdelirium. Cependant, la durée fut un peu moindre que dans un érysipèle ordinaire, et les symptômes s'amendèrent en trois ou quatre jours.

Nous avons insisté un peu longuement sur ces formes spéciales de l'érysipèle, pour montrer que ses limites nosologiques ne sont pas toujours faciles à déterminer. C'est qu'en effet, pour nous, la même cause interne qui donne lieu à un érythème plus ou moins intense fera, dans d'autres occasions, un érysipèle, et la lésion cutanée ne sera ici qu'une manifestation plus ou moins grave d'un même ensemble morbide.

Il en est de même pour ces formes plus graves encore d'érysipèles, qui nous montrent dès l'abord des phénomènes ataxiques ou adynamiques extrêmement intenses, et pour ces érysipèles blancs des sujets cachectiques, ou bien encore pour ceux qui passent en quelques jours aux formes gangréneuses mortelles, comme Graves en a décrit un si bel exemple : parce qu'il y aura de la gangrène de la peau, ou de la gangrène plus profonde, ou bien de l'inflammation diffuse du tissu cellulaire sous-cutané, en ferez-vous une maladie différente?

Alors voici la description nosographique à laquelle vous arriverez: «Un malade commence par avoir les ganglions de l'aisselle tuméfiés : c'est une adénite; le lendemain, il a une ou deux traînées sur le bras, partant d'une petite plaie de la main, par exemple, c'est une lymphite; le 3e jour, les traînées sont devenues des plaques; c'est un érysipèle; le 4e jour, le tissu cellulaire sous-cutané s'est pris avec la peau, c'est une dermite avec phlegmon; le 5e jour, le tissu cellulaire profond est pris, c'est un phlegmon diffus.» J'en laisse, et des meilleures.

Nous nous trouverons avoir ainsi passé en revue une bonne partie du cadre nosologique, et notre malade aura eu en cinq jours cinq maladies différentes! Voilà ce que nous ne pouvons admettre. Pour nous, ce malade a eu un empoisonnement, et un seul, qui a donné lieu à toute une série de lésions, et non pas de maladies différentes.

Nous ne pouvons entamer une description complète de toutes les formes de l'érysipèle; il nous suffit, pour notre sujet, d'avoir ébauché quelques coins du tableau, et d'avoir montré que dans l'érysipèle chirurgical, traumatique, aussi bien que dans les formes appelées médicales, il y a toujours, à travers des variétés et des nuances infinies, une même cause morbide qui permet d'en faire un tout nosologique. Et ces deux grandes variétés de l'érysipèle, celui qui part d'une plaie et celui, plus rare, qui ne part pas d'une plaie, sont elles-mêmes influencées par deux ordres de causes qui les amènent l'une ou l'autre.

Tantôt, c'est la prédisposition de l'individu qui joue le grand rôle dans la naissance de l'érysipèle; et alors, vous verrez naître spontanément cette maladie chez un individu qui n'a pas de plaie, ce qui est relativement assez rare, ou bien chez un individu porteur d'une plaie quelconque. Tantôt au contraire la prédisposition ne joue que le second rôle.

Il se fait alors un empoisonnement par la plaie, soit que les cellules de pus s'altèrent suffisamment dans cette plaie pour empoisonner le malade, soit que des matières organiques septiques et spécialement des cellules provenant d'un autre érysipélateux viennent empoisonner directement cette plaie.

Enfin, la liaison qui existe entre ces deux grands ordres de faits nous est démontrée par les cas intermédiaires où une personne non atteinte de plaie, mais en contact direct ou indirect avec un individu affecté d'érysipèle, contracte elle-même un érysipèle (de la face, le plus souvent) par un véritable empoisonnement analogue à ceux que nous observons dans les services de chirurgie.

De la gravité relative des différentes variétés d'érysipèle.

Parmi les nombreux sujets de discussion qu'a soulevés cette question des érysipèles, il est un point, entre autres, sur lequel le fait de la contagion, si on l'admet, nous paraît jeter un jour tout nouveau; nous voulons parler de la gravité relative *des érysipèles traumatiques* ou chirurgicaux, c'est-à-dire de ceux dont le point de départ semble être une lésion, une plaie, et *des érysipèles médicaux* ou de cause dite interne, c'est-à-dire de ceux qui se montrent à la face ou partout ailleurs sans lésion préalable, ou bien dans lesquels cette lésion ne paraît avoir joué qu'un rôle insignifiant.

On trouve dans un grand nombre d'auteurs éminents que l'érysipèle de cause interne n'est pas grave. M. le professeur Trousseau disait même, dans son grand ouvrage de thérapeutique, que l'érysipèle médical, ou de cause interne, n'entraîne à peu près jamais la mort du malade, tandis que les érysipèles traumatiques, ceux que l'on observe dans les services de chirurgie, sont en général beaucoup plus graves, et causent la mort dans un grand nombre de cas.

Comment donc expliquer cette différence énorme de la mortalité dans ces divers érysipèles?

Il y a d'abord une considération capitale, que M. le professeur Béhier a fait ressortir dans ses leçons de clinique, à savoir que (1) : « Dans les érysipèles chirurgicaux le traumatisme est habituellement sérieux, et constitue à lui seul un danger pour l'économie... » « Dans ce groupe, la cause traumatique est sérieuse, la plaie est grave, profonde, et elle intéresse un nombre considérable de parties différentes. »

En mettant de côté ces cas chirurgicaux proprement dits, où l'érysipèle vient ajouter sa gravité propre à un état chirurgical déjà grave par lui-même, comment peut-on se rendre compte de la gravité plus grande en général de l'érysipèle lorsqu'il est contracté par un individu porteur d'une plaie même légère ou seulement d'une excoriation (surtout dans un service de chirurgie), que lorsqu'il se développe spontanément, c'est-à-dire en ville ou dans un service de médecine lorsque le malade chez lequel il vient à se montrer n'a été soumis à aucune cause de contagion ou d'infection quelconque?

---

(1) *Conférences de clinique de la Pitié*, 1864, tome I, page 26.

La raison de cette différence, c'est dans la contagion elle-même que nous la chercherons.

Lorsque la maladie se développe spontanément, fébrilement, pour ainsi dire, chez une personne non infectée, elle n'est en général pas grave.

C'est une fièvre qui suit son cours, qui avait sa raison d'être dans l'économie, qui se montre à nous sous la forme d'un exanthème, et qui suit en général régulièrement et sans accidents sa période de neuf jours sous sa forme complète. Mais, si cette maladie, une fois formée, vient à se propager par infection ou par contagion de la personne malade à ceux qui l'entourent, il se fait alors un empoisonnement véritable : dans le premier cas, l'individu était préparé, et pour ainsi dire *accoutumé* d'avance à l'érysipèle. Dans le second cas, la maladie sévit avec toute son intensité sur les individus qu'elle touche, et c'est alors qu'on voit ces exemples terribles d'érysipèle de la face promptement mortels. Or, pour que la contagion se fasse, il faut une voie, une porte d'entrée au poison ; ces cellules organiques, qui vont porter la mort, il faut qu'elles puissent se mettre en contact direct avec d'autres cellules, et cette voie d'absorption, c'est principalement dans les plaies, si légères qu'elles soient, que nous la trouverons. Par la muqueuse nasale, par les voies buccale ou laryngée, nous verrons bien dans certains cas débuter l'érysipèle, l'absorption peut bien s'y faire sur la moindre lésion, sur une rougeur; mais combien plus de chances de contagion nous rencontrerons dans les services de chirurgie! C'est là, en effet, que nous voyons tous se dérouler sous nos yeux ces épidémies fréquentes, ces cas multipliés et terribles, qui enlèvent malade sur malade, et forcent le chirurgien à suspendre pendant des mois entiers toute espèce d'opérations dans un service.

L'érysipèle acquis, l'érysipèle d'origine infectieuse ou contagieuse, et par suite l'érysipèle grave, sera bien plus fréquent dans les services de chirurgie que dans les services de médecine, et cela uniquement parce que les portes d'entrée sont plus grandes et plus nombreuses pour le poison morbide.

Il y a enfin une troisième raison qui rend les érysipèles bien plus nombreux en chirurgie qu'en médecine, c'est que l'érysipèle peut se développer spontanément à la surface d'une plaie, même légère. Nous laissons de côté les mots de traumatisme et d'inflammation qui ne nous paraissent pas expliquer suffisamment à eux seuls le développement de l'érysipèle dans ces cas, pas plus que l'action du chaud ou du froid, invoquée souvent, et sur laquelle M. Velpeau s'est expliqué d'une façon si explicite. Sans nier absolument l'action secondaire et adjuvante de tous ces traumatismes auxquels on a rapporté l'origine de l'érysipèle, des traumatismes simples nous expliquent-ils pourquoi c'est précisément *quand le traumatisme est le plus léger*, en apparence, que se développe le plus souvent l'érysipèle? N'est-il pas banal, en effet, pour tous ceux qui ont vu les services de chirurgie, que, lorsqu'il n'y a pas encore d'érysipèle dans la salle, l'érysipèle se développe le plus souvent : 1° autour des piqûres de sangsues ; 2° autour des fistules à l'anus et des fistules osseuses, quand on y introduit le stylet; 3° à la face, après des ablations de petits kystes de la paupière par exemple.

Pourquoi donc principalement dans ces traumatismes qui semblent si futiles en apparence? C'est que c'est précisément dans les petites plaies triangulaires et profondes produites par les sangsues, dans les petites plaies obliques des fistules, dans les petites plaies arrondies et creuses que laisse l'ablation d'un kyste que s'accumulera le plus facilement le pus; il s'y décomposera sous l'influence de l'air, et par son mélange avec des cellules, des matériaux de toutes sortes venus du dehors : on y verra d'ailleurs se développer ces vibrions, ces bactéries, peut-être, dont l'influence sur les empoisonnements de ce genre ne paraît plus douteuse; et vous aurez alors à constater l'apparition d'un érysipèle spontané, en ce sens que l'empoisonnement ne provient pas d'un autre érysipèle, mais de cause externe, parce qu'il y a eu empoisonnement réel par la plaie : érysipèle que vous verrez apparaître *a fortiori* et d'autant plus sûrement, s'il y en existe déjà quelqu'un à proximité du malade.

La question n'est peut-être pas encore assez avancée pour démontrer d'une façon absolue la gravité plus grande des érysipèles pris par contagion. Et pourtant, d'une part, rappelons-nous ce que disent nos maîtres, à savoir : que l'érysipèle médical, c'est-à-dire en général l'érysipèle *spontané*, n'est pas grave. D'autre part, nous prierons le lecteur de vouloir bien se reporter à nos observations, et de voir si, par exemple, la série d'érysipèles contagieux observés par M. le Dr Blin n'a pas été très-grave, de même que les érysipèles de Saint-Louis de la présente année et que la plupart des érysipèles pris par contagion.

Quand à nous, il est un fait que nous avons vu et que nous n'oublierons jamais : Une personne très-distinguée prit, il y a quelques années, un érysipèle spontané, avec des symptômes typhoïdes graves, et guérit. Sa fille, qui n'avait pas quitté son chevet, tomba malade d'érysipèle pendant que cette personne présentait encore les symptômes graves de cet érysipèle en voie d'évolution ; elle mourut en deux ou trois jours, victime de son dévouement filial. Par un motif de réserve que chacun comprendra, nous n'avons pas voulu redemander des renseignements plus amples et rappeler de cruels souvenirs, mais pour nous il est incontestable qu'il y a eu, dans ce fait, une transmission véritable de la maladie, et ce fut l'érysipèle pris par contagion sur un érysipèle de forme typhoïde lui-même qui présenta, dès l'abord, des symptômes funestes, et qui fut mortel pendant que l'érysipèle spontané guérit.

Opinion des auteurs sur la contagion dans l'érysipèle.

Il n'y a pas de question de médecine générale qui ait soulevé autant de tempêtes que la question des contagions; partout, en tout temps, en tout pays, les médecins se sont divisés en deux camps : les uns admettant la contagion quand même, partout et toujours, les autres la rejetant avec le même enthousiasme. L'érysipèle devait subir le sort commun de maladies avec lesquelles il a de si grands rapports, et, d'ailleurs, la multiplicité de ses formes, les conditions très-diverses dans lesquelles il se développe, enfin sa nature moins contagieuse que celle de la plupart des fièvres, devaient nécessairement augmenter encore les difficultés ordinaires que présente l'étude de toute espèce de contagion. Aussi l'histoire de cette idée nous la montre-t-elle subissant tour à tour les fortunes les plus diverses. Prônée au siècle dernier et au commencement de ce siècle et élevée à la hauteur d'un fait bien établi par William et Wells en Angleterre, elle n'avait rencontré que dédain et plaisanterie parmi les médecins dans notre pays. Nous allons voir à peu près tous les auteurs français, jusque dans ces dernières années, la repousser d'un commun accord ; puis, peu à peu, cette idée fait son chemin lentement, sourdement dans la science : quelques-uns commencent à dire que peut-être, dans certains cas, il n'est pas impossible qu'il y ait quelque chose : des faits se produisent, isolés, rares, incomplets, discutés, quelques autres passent inaperçus. Enfin, dans ces dernières années, sous l'influence des idées nouvelles qui s'élèvent de toutes parts sur la contagion, après les beaux travaux de Virchow, de M. Robin, les expériences de l'École d'Alfort, les discussions lumineuses de l'Académie de médecine, sous l'influence enfin du mouvement scientifique qui marche, les idées sur la contagion de l'érysipèle tendent à se modifier encore ; il y a trop de chirurgiens qui ont vu leurs services ravagés de lit en lit par cette terrible maladie, trop de médecins qui ont soigné successivement plusieurs malades évidemment pris sous l'influence l'un de l'autre, pour que l'idée d'une transmission quelconque ne tende pas à se faire jour.

Nous avons cherché dans ce travail à rassembler les faits principaux connus jusqu'ici, et nous en avons apporté quelques nouveaux. Mais, avant de les exposer dans leur ensemble, examinons rapidement les oipnions successives que nous présentent les auteurs sur cette question de la contagion érysipélateuse.

Auteurs anglais. Ouvrez un ouvrage quelconque, où il soit parlé de l'érysipèle, vous y trouverez à peu près infailliblement les noms suivants : « Willan, Wells, Dickson, Blackett, Gibson, Bittcair, Baillie, Parr, Lawrence, et Arnott. » Et c'est tout.

Le *Compendium de médecine* de MM. Monneret et Fleury donne sur cette question des renseignements précieux, en indiquant le titre des ouvrages anglais auxquels on peut s'adresser.

M. Després, qui a donné un si grand développement à l'historique dans son *Traité de l'érysipèle* (1862), a également donné une large place à la bibliographie anglaise ; il cite Willan, Wells et Lawrence, comme partisans de la contagion : Samuel Cooper et Bateman, comme adversaires ; « Graves est également partisan de la contagion. »

Les idées sur la contagion de l'érysipèle ont eu deux périodes bien distinctes en Angleterre, et qui sont presque l'inverse de ce que nous avons vu en France : au commencement de ce siècle, les théories contagionnistes de Wells, de Willan, prennent faveur, et sont reproduites partout, jusqu'à Paris.

Depuis lors, les esprits se tournent d'un autre côté : on n'est pas opposé à la contagion, mais on n'en parle plus, et l'on s'occupe exclusivement en Angleterre des diverses méthodes de traitement dans cette maladie. C'est ainsi que j'ai parcouru la collection entière du *Braithwaites* (1), avec M. Suchard, externe distingué des hôpitaux, qui a bien voulu me prêter l'aide de sa connaissance approfondie de l'anglais ; on trouve dans ce livre une quantité considérable de renseignements sur les divers traitements appliqués à l'érysipèle : il contient même des analyses des principaux ouvrages publiés en France sur la matière, mais pas une observation de contagion ; à peine en est-il dit quelques mots à de rares intervalles.

Nous y avons trouvé seulement un remarquable article de M. Peter Hinckes Bird, esq., que nous demanderons la permission de reproduire plus loin, parce qu'il nous paraît montrer assez exactement la façon dont on entend généralement l'érysipèle aujourd'hui chez nos voisins d'outre-mer.

L'auteur anglais qui a le plus complétement traité de la contagion de l'érysipèle est Charles Wells, dont l'ouvrage remonte à 1798.

Tous les faits sur lesquels on discute depuis lors, en France et en Angleterre, ont été tirés de cet ouvrage. Nous espérons que le lecteur ne nous saura pas mauvais gré de faire passer sous ses yeux la traduction exacte des observations de Wells, sur lesquelles on s'est déjà beaucoup disputé parmi nous, et qui sont citées dans tous les travaux faits sur l'érysipèle, sans que jamais elles aient été traduites en français, au moins à notre connaissance. On les trouvera plus loin en tête de nos observations.

Après Wells, vient Willan (2) qui écrivait en 1821. Nous avons parcouru son ouvrage, et voici tout ce que nous avons trouvé d'intéressant au point de vue de l'érysipèle :

---

(1) *The Retrospect of medicine, W. Braithwaites.* Ainsi, Lynch, *sur la Métastase*, tome XXXIV, page 216; page 17 : *de la Méningite métastatique.* — 1859, tome XXXIX, p. 306, M. Henry Mitchels : *de l'Élévation des membres pris d'érysipèle*, etc., etc.

(2) R. Willan, *Miscellaneous Works*, 1821. — *Reports on the diseases in London*, 1796 à 1800, p. 123.

« L'érysipèle est habituellement rangé parmi les exanthèmes, quoiqu'il ait peu d'affinité avec les maladies comprises dans cette classe. La forme appelée *érysipèle phlegmoneux* ne *semble pas transmissible par contagion*. Cependant, lorsque le liquide contenu dans les vésicules est inoculé au bras, il excite une inflammation diffuse, un gonflement, et un certain degré de fièvre. Les formes œdémateuse et gangréneuse de l'érysipèle peuvent se trouver associées avec une fièvre maligne (1), et *alors se communiquer* d'une personne à une autre. Des cas semblables se sont rencontrés fréquemment dans les hôpitaux, la maladie s'étendant à toute une salle. Il est singulier que la fièvre également s'unisse à d'autres maladies, et se propage par infection sous une double forme. Je puis mentionner, par exemple, sa réunion aux ulcères de la gorge, » etc.

Quelques pages plus loin, et page 156, il ajoute quelques mots sur le traitement des formes *œdémateuse* et *phlegmoneuse* (*sic*) de l'érysipèle, et passe à d'autres sujets.

Le *Compendium de médecine* (art. *Érysipèle*) cite Willan comme ayant raconté qu'un enfant, atteint d'érysipèle, le donna à sa mère qui lui donnait le sein ; il nous a été impossible de retrouver ce fait qui paraît fort rare ; cependant nous tenons de M. Ollivier, ancien interne des hôpitaux, qu'un fait pareil s'est passé sous ses yeux.

En 1822, le *Journal complémentaire du Dictionnaire des sciences médicales* a donné une analyse du livre de G. H. Weatheread (tome XIV, page 171).

L'auteur de cet article résume brièvement le livre de Weathe-read et critique très-vivement ses idées de contagion de l'érysipèle. Il dit que Weatheread sépare nettement l'érysipèle du phlegmon et de l'érythème. L'auteur est d'avis que souvent ces deux affections semblent se confondre l'une avec l'autre, ce qui

---

(1) Willan entendait probablement par là ce que l'on appelle aujourd'hui les *érysipèles de forme typhoïde*, et que nous croyons aussi les plus contagieux de tous. (Voir l'observation de M. Larcher.)

arrive lorsque l'inflammation de la peau, en se propageant au tissu cellulaire qui est sous-jacent, fait participer l'érysipèle des caractères du phlegmon. « M. Weatheread n'a point considéré d'espèce particulière d'érysipèle, et il a bien fait; il ne parle que de l'érysipèle en général, auquel il donne pour caractère distinctif d'être contagieux, » comme Sydenham, Hoffmann et Cullen, qui le range parmi les exanthèmes.

L'auteur ajoute : « Je ne sais jusqu'à quel point l'érysipèle peut être contagieux, et je doute fort qu'il le soit jamais. »

Weatheread, « à l'exemple du Dr Willan, a cherché à s'inoculer l'érysipèle, et n'a pu y réussir : la même expérience tentée sur plusieurs autres personnes a donné le même résultat; malgré cela, Weatheread n'en persiste pas moins dans l'idée que l'érysipèle est contagieux, » etc. (p. 173).

Puis il dit que Weatheread s'efforce de prouver qu'il existe une très-grande affinité entre l'érysipèle et la fièvre puerpérale.

Ce n'est pas son avis, à lui, et en somme, suivant l'auteur de l'article, nous devons à M. Weatheread « un livre qui tend à faire rétrograder la science. »

En 1819, le Dr Dickson publia, dans le *Medico-chirurgical journal* (avril 1819, p. 615), les observations de deux érysipèles de la face communiqués par les malades aux personnes qui leur donnaient des soins (cité par M. Monneret, *Compendium*). Je n'ai pu me procurer cet ouvrage, non plus que celui de Gibson (*Gerson and Julius Magazin*, 1830). Quant aux faits (1) de Bittcair, Baillie, Parr, Dickon et Wright, énoncés dans le *The American journal of the medical sciences*, mai 1829, t. IV, p. 23, ils consistent en cette simple annonce, que ces auteurs ont vu des cas de contagion : il n'y a rien

(1) Whright, dans son Rapport sur les érysipèles de Baltimore (*loco citato*), dit que c'était une épidémie, mais il s'occupe à peu près exclusivement du traitement.

à en tirer; leurs mémoires sont faits uniquement au point de vue du traitement.

En 1826, Blackett (1) se prononce pour la contagion, il dit : « Que parmi les causes excitantes de l'érysipèle, on doit compter le froid et la chaleur excessives, ou les vicissitudes de température ; l'abus des liqueurs fermentées, les évacuations supprimées, et toutes les autres causes portant à la pléthore; la présence de matières irritantes dans les premières voies, essentiellement la bile âcre; les blessures, *et la contagion*.

. Blackett, en outre, a vu un malade communiquer l'érysipèle de la face, dont il était atteint, à toute sa famille (*id.*, avril 1826. *Compendium de médecine*).

Lawrence et Arnott, dans leurs articles, ont également pris la question au point de vue du traitement seul; ils se sont contentés d'affirmer la contagion sans la démontrer.

Enfin, dans le *Braithwaites*, t. XXXVIII, p. 428 (1858), on trouve l'analyse suivante d'un mémoire qui avait été présenté pour le prix Jackson en 1849, par M. Peter Hinckes Bird, esquire. En voici la traduction.

C'est le résumé de la doctrine de l'auteur sur l'érysipèle tout entier ; on voit qu'il admet à la fois l'infection et la contagion :

« Le traitement de l'érysipèle peut être divisé en préventif et curatif.

« Le premier contient tous les moyens qui empêchent les causes d'agir, qui préviennent l'extension soit de l'érysipèle, soit des maladies qui se rapprochent d'elle. L'emploi de ces moyens constitue un point capital dans l'organisation sanitaire des hôpitaux. Dans lesdits établissements le mauvais emplacement, l'humidité du sol, le drainage imparfait, l'obstruction des égouts, l'insuffisance de la

(1) *The London medical and physical Journal*, by Macleod and Bacot, tome LV, page 288 (janvier 1826).

ventilation, la malpropreté, l'entassement, sont autant de causes de production et de propagation de cette inflammation diffuse.

« Les hôpitaux devraient avoir de grandes salles où les malades pourraient prendre leurs repas, se donner de l'exercice ou se livrer à leurs amusements. Les planchers devraient être brossés et *non lavés, car l'humidité favorise les émanations;* toutes les précautions possibles devraient être prises contre les fermentations et les infections; en séparant les salles infectées et y faisant des fumigations, délimitant totalement tous les vêtements ou bandages qui ont servi, en substituant la charpie ou telle autre substance aux éponges dans le lavage des plaies. Du charbon doit être mis dans des sacs de mousseline grossière qu'on suspend autour du lit ou dans des baquets qu'on placerait sous le lit. C'est du moins là un préservatif digne qu'on en fasse l'essai.

« L'alliance entre l'érysipèle et la fièvre puerpérale étant complément prouvée, aucun praticien ne peut être suffisamment sur ses gardes en se rendant après une visite à un érysipélateux chez une femme sur le point d'accoucher ou dans l'état puerpéral. Les annales de médecine contiennent des cas vraiment désolants de mortalité causée par la négligence d'un fait si important.

« Les médecins actuels ne sont pas tout à fait sans découvrir dans cette affection les marques de débilité sur lesquelles on a dans le temps fortement insisté; car croyant bien réellement que l'érysipèle est causé par la débilité, suite de constitution affaiblie, ils le traitent universellement par les stimulants, par une nourriture saine et abondante; de fortes et fréquentes doses d'eau-de-vie, du bouillon de bœuf, du quinquina, de l'ammoniaque, de l'éther chlorhydrique, etc., sont ce qu'il faut administrer, en prenant bien plus garde à l'état du pouls qu'à la nature des sécrétions.

« Dans les districts de la campagne, chez une population dure et robuste, l'inflammation est d'ordinaire plus énergique; on aura avantage à se servir de purgatifs et à temporiser; il faudra toutefois se garder de faire usage d'antiphlogistiques trop énergiques. Certains cas spéciaux toutefois exigeront une modification de traitement, chaque cas présentant ses indications spéciales de traitement; il faut dans l'administration des stimulants employer le moment opportun.

Les opiacés doivent être donnés avec grandes précautions ; la jusquiame, préférable dans le cas d'érysipèle accompagné de violent délire; j'ai vu réussir à merveille l'hydrochlorate et l'acétate de morphine ; nécessité souvent de la trachéotomie.

« Emploi du sesquichlorure de fer quand il y a albuminurie.

« Altérants, apéritifs et toniques dans l'érysipèle chronique, car là il y a toujours altération des fonctions digestives. Iodure de potassium, alcalis et salsepareille, préparations de fer et de zinc.

« Difficile guérison des érysipèles chroniques.

« Traitement local; je n'ai pas peur de couper court à la maladie : collodion, gutta-percha dissoute dans la benzine; frictions quand il y a tension trop forte, lard, et laine et fomentations.

« Délimitation par le nitrate d'argent.

« Petites incisions multiples pour issue des sérosités quand l'inflammation s'est propagée au tissu cellulaire.

« D'après ce que j'ai lu et su, je crois qu'il ne faut jamais attendre la propagation, mais agir pomptement.

« *Comme conclusions :* l'érysipèle n'est qu'un exemple sur la peau de cette inflammation diffuse qui dans d'autres tissus constitue l'inflammation diffuse des muqueuses; la phlébite diffuse, la fièvre puerpérale, tout en ayant une commune origine, un poison introduit dans le sang, sont infectieuses et contagieuses, et peuvent se produire l'une l'autre.

« Le mot érysipèle devrait être réservé à l'inflammation diffuse de la peau et du tissu cellulaire sous-cutané.

« L'érysipèle trouve le meilleur de ses traitements dans les stimulants et l'expectation, et pour peu qu'il soit compliqué d'inflammation du tissu cellulaire sous-cutané il faut faire de bonne heure des incisions qu'il faut continuer jusqu'à la cessation du mal. »

Le professeur Graves (traduction de M. Jaccoud), dans ses Cliniques, tome II, page 462, traite de l'érysipèle au point de vue médical. Comme la plupart de ses devanciers anglais, il accepte largement l'existence des épidémies, et se prononce non moins nettement en faveur de la contagion. Il ne la discute même pas, mais en parle comme d'un fait nullement douteux. Il rapporte longuement l'observation d'une dame qui fut prise d'un érysipèle de la face assez grave : son fils, qui la soignait, « reçut une bouffée d'air fétide provenant des couvertures du lit, et aussitôt se sentit mal à l'aise. Ce jeune homme fut de plus en plus indisposé pendant six jours; enfin un érysipèle gangréneux se montra sur l'épaule puis sur une grande partie du tronc. Le jeune homme mourut. » Nous ferons remarquer ici que voilà encore un cas d'érysipèle mortel pris par contagion sur un érysipèle moins grave. Le cas de Graves tend à nous confirmer dans cette idée que l'érysipèle pris par contagion est en général plus grave que l'érysipèle spontané.

Au reste on trouvera l'observation très-détaillée dans Graves (*loc. cit.*).

Voilà ce que nous avons pu trouver dans les auteurs anglais au point de vue de la contagion de l'érysipèle. On voit que, sauf les observations de Wells et quelques notes dispersées çà et là, il y a plutôt un résultat de l'expérience individuelle que des démonstrations proprement dites. Il n'en est pas moins vrai qu'il y a là une sorte de consensus de la plupart des chirurgiens anglais en faveur de la contagion, qui ne laisse pas de peser beaucoup dans la balance. Ils n'ont pas écrit ou daté, encore moins réuni les observations de leurs malades, et c'est fort à regretter; mais il est certain que le bon sens pratique des Anglais leur a indiqué dès longtemps que l'érysipèle, contagieux ou infectieux, peu importe, est un hôte dangereux dans un service de blessés : plusieurs indiquent la nécessité qu'il y a de séparer les érysipélateux des autres malades, ou même des personnes saines qui ne leur sont pas utiles; et ils font bien.

Pendant que ces idées régnaient en Angleterre, voyons un peu ce que l'on pensait en France de la contagion de l'érysipèle.

Auteurs français.

Au commencement de ce siècle, la contagion de l'érysipèle n'est pas admise en France, il n'en est pas même fait mention. Les travaux faits en Angleterre étaient peu connus en général dans notre pays, et cette question était à peine posée. Ainsi dans Boyer (1814), à l'endroit où il traite de l'érysipèle, tome II, page 12, on ne trouve absolument rien sur la contagion; il dit seulement que l'érysipèle est ordinairement de cause interne.

L'année suivante (1815), Renauldin, dans le *Dictionnaire* en 60 vol., tome XIII, page 263, dit ceci :

« Quelques médecins ont cru que l'érysipèle pouvait se transmettre d'un individu à un autre par voie de contagion. Nous ne lui avons jamais reconnu cette propriété dans les faits très-nombreux qui se sont offerts à notre pratique. Nous croyons donc que cette opinion, nouvellement reproduite, est une erreur, fondée probablement sur ce que plusieurs individus réunis dans un même local, successivement ou simultanément atteints d'érysipèles, se sont trouvés exposés aux mêmes influences ou dans des conditions favorables au développement de cette maladie. »

Dans les Cliniques de Dupuytren, tome IV, il n'est pas fait mention de la contagion à propos de l'érysipèle.

Roche, Sanson et Lenoir (1841), dans leurs *Nouveaux éléments de pathologie médico-chirurgicale*, page 248, comparent l'érysipèle de la face à la rougeole et à la scarlatine, mais ils se taisent sur la contagion.

En 1839, MM. Monneret et Fleury, dans le *Compendium de médecine*, abordent la question. Ils connaissent les travaux faits en Angleterre, et on trouve dans leur article *Érysipèle* une foule d'indications excellentes. Ils concluent ainsi : « En réservant, comme on doit le faire, le mot contagion à la faculté qu'a une maladie de se transmettre d'un sujet à un autre par le *contact immédiat*, et surtout par l'*inoculation*, il faut dire avec M. Lepelletier : « L'érysipèle, sans complication d'une autre maladie, n'est pas contagieux ; l'érysipèle par cause externe, et purement local, n'est ni contagieux ni infectieux ; enfin l'*érysipèle épidémique paraît être infectieux*. »

Le *Compendium* se prononce hardiment en faveur de l'épidémicité; il cite une foule d'auteurs qui ont étudié ces épidémies, et en particulier Sydenham, qui les a observé surtout en automne et au printemps.

M. le professeur Rayer, dans son *Traité des maladies de la peau*, où il traite longuement de l'érysipèle, cite les auteurs anglais qui ont parlé de la contagion. Sans se décider d'une façon péremptoire contre cette idée, il déclare qu'il n'en existe aucune preuve. En revanche, il paraît aussi pencher du côté des épidémies, et cite un passage fort remarquable de Calmeil sur les épidémies d'érysipèles dans les services d'aliénés.

M. le professeur Velpeau, dans le magnifique article *Érysipèle* de ses Cliniques, se prononce de la façon suivante (tome III, page 286) :

« On a dit que l'érysipèle légitime était contagieux. Cette opinion est difficile à soutenir, et il n'y a jamais eu de preuves positives en sa faveur. »

On voit que le savant professeur n'était pas absolument hostile à cette idée, mais qu'il demandait des preuves : il admet du reste que l'érysipèle dépend d'autre chose que du traumatisme. Il dit, page 285 :

« On peut dire, et j'ai tendance manifeste à admettre d'une manière générale, que l'érysipèle légitime est le résultat d'une espèce d'empoisonnement par suite de l'introduction dans l'économie animale d'un agent méphitique inconnu et dont la nature tend à se débarrasser. En chirurgie, cet empoisonnement vient souvent de l'extérieur, etc. »

En 1846, M. le professeur Bouillaud se prononçait énergiquement contre la contagion de l'érysipèle dans le tome II de sa *Nosographie médicale :*

« C'est probablement sous l'influence d'une pareille constitution érysipélateuse (il vient de citer les épidémies de Calmeil) qu'est née l'opinion de la contagion de cette maladie ; mais rien n'autorise sérieusement cette opinion, en faveur de laquelle on regrette qu'un observateur tel que M. Costallat ait paru se prononcer » (page 184).

En 1835, le *Compendium de médecine* de MM. Chomel et Blache acceptait franchement l'idée de constitution médicale et d'épidémies érysipélateuses, mais il se déclarait aussi ouvertement contre la contagion, disant que « cette opinion, soutenue en Angleterre, n'a trouvé aucun crédit en France, et nous paraît en opposition avec tous les faits qui se passent journellement sous nos yeux. »

En 1844, M. le professeur Nélaton, dans son *Traité de pathologie chirurgicale* tome I, page 90, parle de l'érysipèle traumatique, sans faire aucune allusion à la contagion.

En 1851, le *Compendium de chirurgie* déclarait que ces idées, n'étant pas appuyées sur des faits suffisamment concluants, n'avaient trouvé en France aucun crédit.

Jusqu'à cette époque, on le voit, les idées n'étaient pas très-favorables à la contagion, tant s'en faut. Cependant, si les maîtres de la science la repoussaient ou passaient à côté de cette question, il ne laissait pas de s'élever de temps en temps quelques voix moins autorisées qui essayaient de soutenir cette thèse. Les élèves étaient plus contagionistes que les maîtres, ce qui tendrait à démontrer qu'un certain nombre de médecins des hôpitaux se rattachaient dès cette époque à l'idée de la transmission érysipélateuse. Ainsi M. Costallat, dans sa thèse inaugurale, soutenait déjà cette idée en 1832, et citait deux faits de contagion, sur lesquels on a déjà bien discuté.

Mais, depuis une douzaine d'années, les idées sur les contagions en général ont commencé à se modifier; de toutes parts on a commencé à rechercher l'origine et les causes des épidémies. Au lieu du vague dans lequel on était sur toutes ces questions, les faits positifs ont commencé à affluer de toutes parts : les vignes étaient malades; les pommes de terre se détruisaient sur une échelle énorme, sous l'influence d'une maladie épidémique : on a cherché, et on a trouvé les champignons qui les tuaient, les diverses espèces d'oïdium; et puis, poursuivant ces études sur les animaux, on est arrivé à trouver les vibrions dans le pus, les bactéries dans le sang de rate et la pustule maligne.

En un mot, on en arrive de plus en plus à préciser, à déterminer la cause matérielle de bien des maladies épidémiques.

Ces faits, ramenant en faveur les théories contagionistes, on commença à ne plus rejeter d'une façon aussi absolue l'idée d'une transmission possible dans l'érysipèle.

Si M. Aubrée, dans sa thèse (1857), fort bonne du reste, n'admettait pas la contagion, tout en admettant les épidémies d'érysipèle, en revanche M. Labbé, en 1858, admettait que si l'érysipèle n'est pas *contagieux* dans le sens de *contact*, ce qui ne lui paraissait pas bien prouvé, il est du moins infectieux et même contagieux dans le sens de transmission à distance. Il cite même à l'appui deux faits que nous lui avons emprunté.

En 1859, M. Thoinnet décrivait dans sa thèse une épidémie d'*érysipèles traumatiques par infection* (sic), observée par lui à l'hôtel-Dieu de Nantes. Ces érysipèles offrirent à peu près tous la forme typhoïde, et furent très-graves, adynamiques. Il est à regretter que M. Thoinnet, dans ce travail fort intéressant, n'ait pas dirigé ses recherches sur le point de vue de la contagion en même temps que sur celui de l'épidémie pure et simple; il est probable que parmi ces

21 érysipèles en général graves il y eut plusieurs cas de contagion réelle.

En 1860, M. Rogez, s'appuyant sur l'opinion de M. le professeur Jobert de Lamballe, soutenait également la contagion dans sa thèse (p. 13), et citait les cas de M. Costallat et de M. Labbé. Les conclusions de M. Rogez sont à peu près les mêmes que celles où nous sommes arrivé : c'est-à-dire que les malades nouvellement opérés prennent l'érysipèle quand on les place auprès d'individus déjà atteints eux-mêmes de cette affection.

En 1861, M. Fénestre résumait dans sa thèse inaugurale le mémoire important qui lui avait valu le prix Montyon. Il admet comme cause d'érysipèle traumatique un empoisonnement par la plaie ; il penche pour la possibilité de la contagion directe par contact et par inoculation, et cite des faits (que nous lui avons emprunté) à l'appui de la *contagion miasmatique* : « La cause épidémique de l'érysipèle n'est autre que la cause infecto-contagieuse » (p. 4 et 5).

Enfin M. Obé (1865) admet comme cause de l'érysipèle une atmosphère érysipélateuse, c'est-à-dire « contenant un principe méphitique qui, par son contact immédiat avec le derme dénudé, détermine la maladie connue sous le nom d'érysipèle. »

En 1855, MM. Hardy et Béhier, dans le *Traité de pathologie interne*, t. III, p. 3, définissaient l'érysipèle : « une inflammation exanthémateuse *non contagieuse*, caractérisée par une rougeur foncée de la peau, etc. » Ils admettaient comme influence prédisposante capitale, une véritable constitution médicale, une certaine condition atmosphérique inconnue : « L'érysipèle est quelquefois endémique ; l'encombrement est insuffisant pour expliquer ces résultats. »

En 1855, M. Lorain, dans sa thèse sur la fièvre puerpérale, donne les résultats suivants :

« Quelques-uns des états morbides désignés sous le nom de fièvre puerpérale et que l'on pensait jusqu'ici n'appartenir qu'aux femmes en couches, etc., se produisent également chez les enfants nouveau-nés, où ils sont caractérisés par... les érysipèles et les phlegmons, etc.

« M. Trousseau avait, il y a une dizaine d'années (1845), dénoncé l'influence de la fièvre puerpérale épidémique sur la production de l'érysipèle et de l'ophthalmie purulente des nouveau-nés; il a donné l'observation d'une mère malade à la suite de son accouchement, après que son enfant nouveau-né avait été atteint d'érysipèle et de péritonite.—Underwood avait déjà remarqué que les épidémies d'érysipèles *neonatorum* allaient de pair avec les épidémies de fièvre puerpérale. — M. Bouchut rapporte la gravité des érysipèles pendant les épidémies de fièvre puerpérale à l'influence épidémique de ces dernières. — Péritonite, érysipèles, etc..., telle est la liste des lésions qu'on peut observer dans la fièvre puerpérale. — Au point de vue pathologique (p. 35), on trouve très-naturel que la mère ait un érysipèle et que l'enfant nouveau-né ait aussi un érysipèle. — Nous combattons dans ce travail (55) l'opinion d'après laquelle l'érysipèle naîtrait de l'ombilic... L'érysipèle est de sa nature épidémique; c'est (ici) une des manifestations de la fièvre puerpérale... Ce n'est pas un érysipèle traumatique; de même, chez l'enfant nouveau-né, il peut partir de partout ailleurs que de l'ombilic. Il se montre quelquefois avant l'accouchement.

« *Observation XI.* Cas d'un érysipèle, puis péritonite, chez un enfant né le 15 août, mort le 13 septembre. La mère a eu une péritonite et une pleurésie ; elle a guéri.

« *Observation XIV.* Faits identiquement pareils : « Voir dans l'érysipèle des nouveau-nés une manifestation d'un état morbide général, c'est être dans la vérité. En temps d'épidémie, l'érysipèle peut (p. 189) apparaître sur tous les points de la peau indistinctement, et on n'est pas obligé de rechercher une plaie pour expliquer cet érysipèle. »

M. Desprès, dans un excellent travail publié en 1862 sur l'érysipèle, et dans lequel il a donné à l'historique de la question un développement considérable, admet (p. 170) que, outre la cause externe, « il faudra au phlegmon quelque chose de plus : une cause interne, une disposition particulière de l'individu, comme dans l'érysipèle traumatique. »

Mais, pour M. Desprès, l'état général n'est pas la cause principale, le traumatisme ou l'irritation sont beaucoup plus importants.

Au point de vue du développement des érysipèles, l'auteur admet comme très-importantes les variations de température, et en particulier l'action du froid ; l'influence morale, les contrariétés, les colères (comme cause occasionnelle).

Il admet également les épidémies d'érysipèle, ou plutôt les endémies, dans les hôpitaux, mais avec une restriction fort juste, c'est que la prédisposition individuelle doit tenir une large part dans tous les cas.

Il se réserve sur la question des épidémies, et n'accepte guère l'influence nosocomiale.

L'érysipèle est-il contagieux ? L'auteur ne l'admet nullement : « Wells n'a donné aucune observation. Il parle de faits qu'il a vus, qu'il a entendu citer, etc. ; nous ne pouvons nous y arrêter. »

Ici nous différons complétement d'opinion avec M. Desprès. Pour nous, les faits de Wells sont fort importants, et il n'est pas nécessaire de venir donner heure par heure l'histoire de deux malades pour établir que l'un d'eux a transmis sa maladie à l'autre : s'il s'agissait de variole, de scarlatine, ou de rougeole, il y aurait évidemment à tenir grand compte de faits pareils, et nous pensons qu'il en est de même pour l'érysipèle.

Toutefois nous admettons aussi que des observations complètes sont encore plus probantes qu'une simple énumération de faits.

Enfin, pour terminer cette liste déjà longue, nous citerons le passage suivant, tiré de la *Pathologie interne* de M. le professeur Grisolle, t. I, p. 619 (1862) :

« L'érysipèle est-il contagieux ? Jusque dans ces derniers temps j'avais pensé le contraire, mais quelques faits observés cette année même (1861) me font craindre que, dans certains cas exceptionnels sans doute, l'érysipèle ne soit une affection transmissible » (1).

Ce passage de M. le professeur Grisolle nous a paru très-frappant ; il nous semble résumer en quelques mots le mouvement scientifique français sur la question qui nous occupe.

On le voit, l'idée de la transmission érysipélateuse, repoussée d'abord avec dédain, puis soutenue timidement par quelques voix perdues, commence aujourd'hui à s'appuyer sur des voix plus autorisées. Puissent les faits que nous allons mettre maintenant sous les yeux du lecteur l'amener à des conclusions pareilles aux nôtres !

(1) *Traité de pathologie interne* de M. le professeur Grisolle, t. I, p. 619 (1862).

OBSERVATIONS.

Observation sur l'érysipèle, par Wells (1).

(Écrite le 2 janvier 1798)

«Je ne crois pas que ce soit une opinion reçue parmi les praticiens que l'érysipèle est contagieux. Je dois par conséquent mentionner quelques faits qui me semblent prouver que les érysipèles peuvent se communiquer d'une personne à une autre.

1° Le 30 mai 1798, je fis une visite à William Emerton, âgé d'environ 60 ans, qui avait été pris depuis quelques jours d'un érysipèle sur l'une de ses jambes. Des vésicules étaient formées sur la partie enflammé et la surface de la peau à l'entour était noire. Pouls fréquent et faible, quelque peu de délire. Peu de jours après il fut envoyé à l'hôpital Saint-Bartholomé, où j'appris plus tard qu'il est mort.

Le 10 du mois suivant, je fus prié d'aller voir sa veuve; je la trouvai sous le coup des symptômes habituels de ce qu'on appelle d'ordinaire une fièvre adynamique (*litt basse low fever*) à ce moment où elle commence à devenir fatale.

Il y avait en outre sur différentes parties de la peau des taches disposées irrégulièrement, d'une couleur nettement rouge, de la dimension d'une pièce d'une demi-couronne à peu près; mais les parties ainsi malades n'étaient pas élevées, et lorsqu'on les touchait le malade n'en ressentait pas de douleur.

Un des bras était fortement enflé et paraissait livide, mais il n'y avait pas d'affection visible sur la peau qui le recouvrait, l'épiderme ne s'en enlevait pas. Elle mourut dans le courant du même jour.

Comme donc cette dame avait été constamment dans la même chambre que son mari durant tout le temps qu'il avait été malade chez lui, comme la maladie l'a prise peu de jours après l'enterrement, comme cette maladie avait bien de la ressemblance avec l'érysipèle, je fus porté à croire qu'il est probable que l'érysipèle peut se communiquer d'un individu à l'autre. Je ne songeais pas en ce mo-

(1) *Transactions of a Society for the improvement of medical and chirurgical Knowledge* (tome II, page 213; Londres, 1800).

ment que cette même opinion avait été avancée par feu le Dr Cullen, d'Édimbourg. Peu de temps après, mon idée fut confirmée.

2° Le 8 août 1796, je fis visite, dans Vine-Street, à Claken Will, à un homme âgé, nommé Skelton qui avait été pris quelques jours auparavant d'érysipèle de la face. Il était mort environ au bout d'une semaine.

Le 19 du mois suivant, je vis une dame Dyke, âgée d'environ 70 ans, c'était la propriétaire de la maison où demeurait Skelton, elle souffrait d'érysipèle de la face.

Je m'informai si quelque autre personne avait été malade dans sa maison de la même affection depuis la mort de Skelton et j'appris que sa propre femme en avait été saisie quelques jours après sa mort et était morte après environ une semaine.

Pendant que je soignais Mme Dyke, son infirmière, une femme âgée, fut prise du même mal, et fut envoyée dans sa paroisse où elle mourut.

Mme Dyke m'apprit depuis qu'un jeune homme, le neveu de M. Skelton, fut affecté de la même maladie dont était mort son oncle peu après lui avoir fait visite, et mourut au bout de peu de jours; que du reste elle-même s'était trouvée plusieurs fois avec Skelton et sa femme pendant leur maladie, et qu'après leur mort elle avait fait transporter différents objets d'ameublement de la chambre qu'ils occupaient dans son propre appartement; que, pendant que je lui distribuais mes soins, le bruit courait dans le voisinage que la peste régnait dans sa maison, et qu'en conséquence personne ne voulait l'approcher.

3° J'étais alors si fortement convaincu de l'idée que l'érysipèle peut être contracté par contagion, qu'ayant été prié, dans le mois de décembre de la même année, de visiter une dame Hunter, de Eyre-Street-Hill, et voyant sa figure prise de ce mal, une de mes premières questions fut de lui demander si elle avait été récemment chez une personne malade. Elle me répondit qu'il y avait environ dix jours qu'elle avait été pendant quelque temps auprès du lit d'une amie qui avait le feu de Saint-Antoine à la figure, et que cette amie ayant succombé au bout de quelques heures, elle avait le lendemain aidé à sa mise dans un cercueil.

Elle ajouta que deux sœurs de son amie, deux domestiques de la famille, l'une d'elles femme âgée, l'autre une jeune fille, avaient été affectées de la même maladie.

Lorsqu'elle m'eut dit que le Dr Pitcairn avait soigné l'une des sœurs pendant sa maladie, je priai ce docteur de me faire savoir si les renseignements de Mme Hunter étaient exacts.

Sa réponse fut qu'il avait donné des soins à l'une des dames mentionnées par Mme Hunter, et que cette personne était prise d'un érysipèle de la face; qu'il avait dans la suite visité une seule fois une des sœurs de cette dame, affectée du même mal; il avait appris de la famille qu'une autre sœur et deux domestiques femmes avaient également été prises.

C'est là ce dont m'informa le Dr Pitcairn. Dans la suite, j'appris encore de Mme Hunter que trois de ces personnes vivaient dans une même maison, deux dans une autre, mais qu'il y avait entre les deux maisons des communications fréquentes; que la veille servante était morte peu après sa maîtresse; que les autres personnes avaient guéri. Mme Hunter elle-même se rétablit en peu de jours, et plus personne dans la famille ne ressentit d'atteinte d'érysipèle.

Je crois convenable de mentionner ici (de peur que quelqu'un croie que les faits que j'ai relatés indiquent seulement la grande prédominance de l'érysipèle de quelque cause générale) que je n'ai pas vu plus de deux autres exemples de la maladie à cette époque. Tous deux eurent lieu dans la même maison, et l'un des malades fut pris peu de jours après avoir rencontré l'autre malade, convalescent il est vrai, sur un escalier étroit.

Ce que je viens d'exposer ayant dans mon esprit mis hors de doute que l'érysipèle est quelquefois du moins contagieux, je m'informai auprès de quelques praticiens de la ville si quelques faits leur étaient survenus ayant rapport à mon idée. M. Whitfield, pharmacien de l'hôpital Saint-Thomas, le Dr Pitcairn et le Dr Baillie, sont ceux qui m'ont approvisionné du plus grand nombre de matériaux relatifs à mon sujet.

4° M. Whitfield, qui a rempli les fonctions dont il est actuellement encore investi depuis quarante-quatre ans, dit que, pendant l'été de 1760, une personne affectée d'érysipèle de la face fut apportée à l'hôpital Saint-Thomas, où elle mourut; que, par accident, un autre malade ayant une maladie différente, fut placé dans le même lit, qui n'avait pas été proprement aéré; que ce malade fut peu après pris d'érysipèle de la face; que plusieurs autres individus de l'hôpital furent à la même époque atteints du même mal. L'un de ces individus était une domestique, supérieure ou sœur comme on les appelle : elle mourut; que le bruit courait que la peste était dans l'hôpital, et que cela parut assez important au trésorier pour qu'il mentionnât le fait au grand comité de l'hôpital. Ces messieurs du grand comité, en conséquence, prièrent les médecins, chirurgiens et pharmaciens, de rédiger un avis pour interdire la rumeur, et de publier ledit avis dans toutes les feuilles périodiques. En consultant les journaux de l'époque, j'ai trouvé cet avis, mais le fait que fit surgir la rumeur n'est pas mentionné; il n'y a pas non plus à l'hôpital aucun registre qui ait pu me fournir quelques lumières. Aucun doute ne peut exister sur la justesse des affirmations de M. Whitfield, car il est assez connu pour être un homme très-consciencieux.

5° Le Dr Pitcairn, en outre de ce que j'ai déjà mentionné de lui, m'a fait savoir qu'en février de l'an dernier il a donné des soins à une dame qui fut prise de fièvre immédiatement après avoir accouché d'un enfant; cela fut accompagné d'une affection de la peau, quelque chose d'analogue à l'érysipèle; que son enfant, environ trois jours après sa naissance, fut pris de cette espèce d'érysipèle que les Français appellent la gelure; il apparut d'abord aux alentours du pudendum, et s'étendit ensuite à d'autres parties du corps, et vers la fin à la face : que tous deux, la dame et son enfant, moururent après peu de jours de maladie, et qu'environ huit jours après la mort de l'enfant, la mère de la dame et une jeune servante, ayant pris toutes deux la maladie pendant que la dame était malade, furent atteintes d'érysipèle de la face, et guérirent toutes deux.

6° Ce qui suit est un renseignement que j'ai obtenu du Dr Baillie. Pendant une partie des années 1795 et 1796, l'érysipèle de la face fut bien plus fréquent à l'hôpital Saint-Georges qu'on ne l'y avait jamais vu auparavant.

Bien des personnes furent prises de cette affection après leur entrée à l'hôpital; et comme une partie de ces cas furent dans un certain quartier bien plus nombreux que dans d'autres, le Dr Baillie a été porté à soupçonner la contagion. Il m'a fourni également les faits suivants, non à la vérité de sa propre autorité, mais de celle d'un respectable praticien dont il suppose qu'on ne mettra pas l'honorabilité en question.

Une dame vint à Londres au commencement de l'année dernière, pour soigner une dame de ses connaissances qui était souffrante d'un érysipèle de la face. Mais, avant d'entrer dans ses fonctions, elle s'informa auprès du médecin qui soignait son amie si elle était en sécurité : *la réponse fut qu'elle l'était, la maladie n'étant pas contagieuse*. Elle se mit donc à soigner son amie, et dans l'espace de peu de jours elle fut elle-même prise d'érysipèle de la face. Une garde-malade (1) à gages de ces mêmes dames fut également prise de la même maladie pendant qu'elle se trouvait chez ces dames, mais la personne malade chez qui elle avait été en service immédiatement auparavant avait également été affectée du même mal.

Ayant donc relaté ce que je sais de la nature infectieuse de l'érysipèle par ma propre expérience et les informations de mes amis, je vais maintenant mentionner en peu de mots ce que j'ai rencontré dans les livres ayant rapport à ce même sujet

(1) Littéralement : *nourrice*.

Hoffmann dit qu'il y a une grande affinité entre la peste et l'érysipèle, mais que ces maladies diffèrent par ces deux circonstances, que la dernière est moins dangereuse et n'est pas contagieuse (t. II, p. 9).

Sauvages nous informe, dans sa *Nosologie* (t. II, p 452), en s'appuyant sur l'autorité des *Annales de l'Académie des sciences* pour 1716, qu'un érysipèle contagieux survint en cette année à Toulouse, érysipèle dans la convalescence duquel l'épiderme de la face tombait. Mais il y a plusieurs erreurs dans ce récit : il n'est pas fait mention dans les *Annales de l'Académie des sciences* pour 1716 d'une épidémie ayant régné à Toulouse; dans les *Annales* pour 1715, page 14, il est dit qu'il a régné une maladie contagieuse, *un pourpre*, comme l'appelle l'historien, dans les villes et villages des environs de Toulouse. Cette maladie enlevait les personnes qui en étaïent atteintes en deux ou trois jours au plus; l'épiderme, je suppose (quoique les Français emploient le mot *peau*), tombait complétement chez tous ceux qui guérissaient (1).

D'après cette description de l'épidémie, il paraît évident que c'était la fièvre scarlatine et non l'érysipèle.

Le Dr Cullen, dans les premières lignes de son tome II, page 228, dit que «l'érysipèle peut surgir d'une matière âcre appliquée à l'extérieur, et qu'ainsi il est possible que cette maladie soit quelquefois communiquée d'une personne à une autre.»

Je trouve dans les notes prises par moi en 1780 lorsque j'assistais au cours de ce professeur, que, dans ses commentaires sur ce passage, il disait que l'érysipèle s'était montré contagieux une fois dans l'infirmerie d'Édimbourg.

D'après la manière circonspecte toutefois dont il s'exprime dans son livre, et d'après ceci, qu'il ne raconte pas dans ce livre le fait dont je viens de parler, il est clair que ou bien il n'était pas convaincu de la vérité du fait, ou bien il ne se souciait pas de le dire tout haut. En vérité, heureusement, la maladie ne peut jamais se communiquer, *si ce n'est par contact immédiat, et lorsqu'elle est communiquée de cette manière elle doit occuper, en premier lieu du moins, seulement la partie qui a été touchée.*

C'est là tout ce que j'ai rassemblé touchant la nature contagieuse de l'érysipèle dans les auteurs.

Si l'on devait maintenant admettre que l'érysipèle est quelquefois contagieux,

---

(1) C'était probablement une épidémie de scarlatine maligne, comme le dit l'auteur.

il s'ensuit nécessairement que nous devons dans tous les cas d'érysipèle nous mettre sur nos gardes contre sa diffusion. Le cas de cette dame de la campagne, donné par le Dr Baillie, montre la triste conséquence d'une imprudence commise à cet égard; et d'autre part, la non-propagation de la maladie dans la famille de Mme Hunter doit être probablement attribuée aux précautions que je fis prendre dans cette vue. Elles consistent principalement à tenir la chambre de la personne malade bien aérée, et à défendre toutes les communications inutiles entre la malade et toute autre personne.

Thèse de M. Costallat (Paris, 1832).

Nous regrettons vivement que les faits produits par M. Costallat, dans sa thèse, faits qui ont été longtemps les seuls cités en France comme preuve de la contagion dans l'érysipèle, et que l'on trouve reproduits dans tous les ouvrages publiés depuis sur cette matière, n'aient pas été recueillis par lui d'une façon plus complète. Il y a là ni dates, ni détails, ni précision; ainsi on peut supposer que les trois malades ont eu un érysipèle de la face, mais ce n'est indiqué que pour une seule d'entre elles, etc.; et ce manque de précision est d'autant plus à regretter que ces faits, par eux-mêmes, étaient de nature à attirer l'attention d'une façon toute particulière sur la contagion dans l'érysipèle.

Quoi qu'il en soit, voici le fait tel qu'il est relaté dans cette thèse (exemplaire de l'École de médecine) :

« *Obs.*, p. 4. — Une femme affectée d'érysipèle facial reçoit les premiers soins d'une amie qui lui démêle les cheveux. La malade vient mourir à la Charité. Peu de jours après, sa compagne vient occuper le même lit, et meurt aussi de la même maladie. Une troisième, qui l'avait soignée chez elle et qui lui avait avait aussi démêlé les cheveux, éprouve les mêmes symptômes et a le bonheur de survivre. Faudrait-il beaucoup de faits pareils pour croire que l'érysipèle puisse devenir contagieux ? »

«Exemple de transmission d'un érysipèle par voie de contact, par M. Clément Ollivier (d'Angers) (1).

«*Observation.* Je fus appelé, le 27 octobre dernier (1846), rue Sainte-Avoie, 16, pour y donner mes soins à la femme d'un sieur Fritte, fabricant de casquettes.

Un mois auparavant, j'avais assisté cette dame pour une fausse couche dont, au moment dont je parle, elle n'était pas parfaitement remise.

«*Début.* La malade est âgée de 24 ans, forte, d'un tempérament lymphatique.

«Le 26 octobre. Depuis la veille au soir, elle est sous l'influence d'un érysipèle qui a débuté par une violente *douleur dans l'oreille droite*, accompagnée de *nausées* et de *frissons.*

«Le 27. A ma première visite, le *côté droit de la face* commence déjà à être envahi; les nausées, les *lipothymies*, se succèdent au moindre mouvement; pouls à 100, petit, serré; langue saburrale, épigastre douloureux, ventre tendu. La malade attend ses règles. Un purgatif est administré et produit peu d'effet.

«Le 30. Les règles apparaissent et coulent mal pendant deux jours; les symptômes généraux sont les mêmes.—24 grains d'ipéca, cataplasmes sur le ventre, lavements émollients).

«Le 1er novembre. L'érysipèle suit sa marche, délire fugace, hypogastre douloureux. — 30 sangsues à l'hypogastre.

«Le 2. Les sangsues, appliquées dans l'après-midi de la veille, ont saigné toute la nuit abondamment; l'hypogastre est tendu; selles involontaires, sanglantes, extrêmement abondantes, noires, d'une fétidité inouïe; le délire continu; prostration extrême des forces, froid des extrémités, pouls à 120. (Bouillon léger; cataplasmes sur l'hypogastre; lavements émollients). A midi, le pouls se relève, tympanite; les selles involontaires et de même nature continuent. Au soir, la malade est un peu mieux, selles moins abondantes, le ventre est moins ballonné. — Vésicatoires aux jambes et derrière chaque oreille.

«Le 3. Le mieux est plus sensible. A midi, il n'y a qu'une selle, mais toujours de même nature. A quatre heures, consultation avec M. Duparcque. — Même prescription.

---

(1) *Extrait de la Revue médico-chirurgicale de Paris*, de M. Malgaigne, tome I, p. 243 (1847).

«Le 4. Mieux sensible, pas de selles sanglantes, hypogastre toujours douloureux. — Emplâtre de thériaque sur cette partiel.

«Le 5, même état.

«Le 6. Prostration extrême des forces. Au soir, la respiratiou s'accélère, le pouls faiblit.

«Le 7 au matin. Les symptômes d'adynamie augmentent, la respiration est de plus en plus haletante. Au soir, les extrémités sont froides.

«Le 8, au matin, mort.

«J'ai cru devoir rapporter cette observation dans tous ses détails, les exemples de complication aussi intense étant assez rares. Mais le fait sur lequel je veux attirer l'attention des praticiens est encore plus digne d'intérêt sous le rapport scientifique.

«Le mari de cette jeune dame continua de coucher près d'elle jusqu'au 1er novembre, c'est-à-dire pendant les huit premiers jours de l'invasion érysipélateuse. Or, le dimanche suivant, jour de la mort de sa femme (8 novembre), il fut pris, lui aussi, d'une *douleur aiguë à l'oreille gauche*, qui était positivement le côté qui se trouvait en contact avec la face de la malade au moment où l'érysipèle avait envahi cette partie.

« Le 9, je trouvai l'oreille douloureuse envahie par un commencement d'érysipèle qui suivit toutes ses périodes en parcourant toute la face. »

Il ajoute plus loin : «Chez la femme, l'invasion érysipélateuse semble avoir été occasionnée par un refroidissement; elle se trouvait en outre à l'approche de ses règles, etc.»

«J'avais tracé ces lignes lorsque je reçus la visite de la personne qui avait assisté Mme Fritte pendant sa maladie. Maria Riche, qui bien des fois avait été embrassée par la malade pendant le cours de sa maladie, se plaignait déjà d'une douleur très-vive dans la région nasale, lorsque je quittai la maison Fritte. Cette douleur n'était aussi que le prélude d'une invasion érysipélateuse. Chez cette femme, l'érysipèle commença par l'angle de l'œil droit, et parcourut comme chez le mari, toutes ses périodes.»

Remarques. L'auteur fait suivre ces trois observations de quelques réflexions, et il admet que pour les deux derniers malades il y a eu contagion ; de plus, il y aurait eu huit jours d'incubation pour le premier. Nous ne saurions partager complétement cette dernière opinion.

En effet, nous trouvons dans l'observation que le sieur Fritte a continué de coucher dans le même lit que la malade depuis le 26 octobre jusqu'au 1er novembre, et qu'il a été pris des premiers symptômes de l'érysipèle le 8 novembre seulement. En admettant qu'il y ait eu transmission de l'érysipèle par contact direct dans ce premier fait, la contamination a pu s'opérer aussi bien le premier jour que le septième, et l'incubation a pu durer, dans cette hypothèse, de 8 jours à 14 jours : ce n'est pas forcément dans la dernière nuit du contact des deux têtes que la transmission s'est faite. De plus, nous pouvons très-bien supposer que la contagion s'est opérée non pas forcément par contact direct, mais seulement par infection, par dépôt des molécules organiques parties de la malade, et qui remplissaient l'atmosphère de la chambre depuis le 26 octobre jusqu'au 8 novembre. Dans ce cas, la durée possible de l'incubation doit être comprise entre 1 jour et 14 jours. M. Fritte a pu aussi bien être empoisonné le 7 ou le 8 novembre que le 1er novembre ou que le 26 octobre. En tout cas, l'incubation, quel que soit le procédé de contagion, est comprise ici entre ces deux limites : 1 à 14 jours.

Toutefois il est certain que ce fait est fort remarquable, et qu'il y a en vérité ici quelque chose de bien séduisant pour l'esprit au point de vue de la *transmission par contact direct*, c'est-à-dire de la contagion véritable, dans le sens que beaucoup d'auteurs donnent au mot contagion.

Et s'il y a eu propagation réelle de l'érysipèle par contact, c'est dans les limites de 14 jours à 8 jours qu'il nous faut restreindre la durée de l'incubation.

Il est très-remarquable en effet que ce soit précisément le *côté gauche* de la face du mari qui soit pris d'érysipèle, côté qui a été longtemps en contact plus direct avec le côté droit, c'est-à-dire avec le côté malade de la face chez la dame F..... ; et d'autre part, nous voyons également, dans le second fait, la dame Maria R..... prise d'érysipèle de la partie antérieure de la face, après avoir embrassé à diverses reprises la première malade sur la figure. Seulement, dans ce cas, la durée précise de l'incubation est encore plus difficile à déterminer et peut varier également de 1 à 14 jours.

Érysipèle de la face; propagation au cuir chevelu, à la bouche, la langue, le pharynx, les replis arythéno-épiglottiques, le larynx, les bronches, la trachée et quelques ramifications bronchiques; engouement pulmonaire; forme ataxo-adynamique; mort. Transmission probable à la malade voisine; épidémie consécutive dans la salle.

Ce fait, dont j'abrégerai les détails inutiles à notre sujet, est consigné tout au long dans l'excellente thèse de M. Labbé (Paris, 1858), pages 44 et 57.

«Il existe, au mois de décembre 1857, à la Charité, une épidémie dans les deux salles de chirurgie (femmes), tandis que dans les salles de médecine il y en a quelques cas à peine, comme à toute autre époque de l'année. La femme qui fait le sujet de l'observation est prise d'érysipèle de la face après un séjour de onze jours dans une de ces salles de chirurgie, sans qu'il s'en manifeste aucune trace au membre affecté du panari pour lequel elle est entrée.

«Elle passe, pour être traitée de son érysipèle, dans une salle de médecine voisine (salle Sainte-Marthe, 23), où il n'y en a pas d'autre; elle meurt, et quelques jours après, la malade du n° 24, enceinte, et affectée d'un rhumatisme articulaire aigu depuis six semaines, meurt elle-même d'un érysipèle. Je n'oserais pas affirmer que ce fût là le signal de l'invasion de l'épidémie d'érysipèle qui a régné depuis ce temps-là pendant plusieurs mois à la salle Sainte-Marthe (2) (service de médecine); toujours est-il que voilà deux faits qui me semblent en faveur de la contagion : la première malade a évidemment subi l'influence miasmatique érysipélateuse de la salle de chirurgie, puisque son panari n'a été pour rien dans la production de l'érysipèle et qu'elle n'avait pas de blessure à la face. Quant au second fait, il parle de lui-même. Eh bien, il n'est pas rare de pouvoir suivre comme là l'envahissement des érysipèles, dans un hôpital, d'un lit à l'autre, d'une salle à l'autre, et ainsi de suite.»

Ce fait était intéressant encore à un autre point de vue; c'est qu'il présentait une propagation évidente et continue de l'inflamma-

---

(1) Thèse de M. Labbé, 1858.

(2) Il y a là transmission d'un érysipèle chirurgical à un médical.

tion érysipélateuse de la face à la bouche, au larynx et jusqu'aux poumons. Mais laissons cela et examinons quelles conclusions on peut en tirer au point de vue de la contagion de l'érysipèle.

Il y avait donc des érysipèles en chirurgie; il n'y en avait pas dans la salle de médecine. La malade dont il est question passe en médecine et meurt, quelques jours après ; sa voisine la plus proche est prise, et une série d'érysipèles commence dans la salle. Si ce fait était isolé, sans doute il n'y aurait pas de conclusions absolues à en tirer : il y a un peu de vague dans le terme *quelques jours*, et les adversaires de la contagion ne manqueront pas d'attaquer ce point; pourtant il n'est guère possible de ne pas admettre, avec M. Labbé, qu'il semble bien y avoir eu relation de cause à effet entre l'arrivée de la malade dans la salle de médecine et la série d'érysipèles qui a suivi. On trouvera d'autres exemples analogues dans nos observations.

Thèse de M. Rogez (1860).

« Notre ami le Dr Michou, au mois de mars de cette année (1860), étant alors interne à l'Hôtel-Dieu dans le service de M. Jobert, fait l'autopsie d'un malade mort d'érysipèle, et, quelques jours après, lui-même est pris de tous les symptômes de cette même affection, qui le force à suspendre son service pendant quelques jours. »

Élèves des hôpitaux.

Les faits suivants m'ont été rapportés par mon ami et collègue M. Lévy, ancien interne de l'hôpital Lariboisière.

L'hôpital de Lariboisière présenta, dans le courant de l'année 1861, un nombre considérable d'érysipèles, principalement dans le service de chirurgie.

Or, dans le service de M. le Dr Voillemier, qui se composait de 3 internes et 5 externes (outre les élèves bénévoles), il y eut trois personnes prises d'érysipèle, dont un interne, M. Lévy, et deux externes.

D'abord, dans le courant de février, un jeune externe de première année (3e année de médecine), M. Bulliard, tomba malade d'érysipèle : ce jeune homme, quoique blond, était très-vigoureux et jouissait d'une excellente santé; il avait 22 ans. Il fut pris d'un érysipèle de la face extrêmement grave dès le début, avec symptômes typhoïdes, adynamie profonde; le coma vint bientôt. Il mourut en cinq jours.

M. Lévy fut pris, à la fin d'avril, d'un érysipèle de la face qui débuta par la partie supérieure du nez, avec douleur dans les ganglions parotidiens. Sur le front, vint ensuite une plaque étendue. Les ailes et l'intérieur du nez restèrent indemnes.

M. Lévy ne portait alors aucune trace d'acné sur le visage, il n'avait aucune écorchure ; on voit d'ailleurs que le nez ne fut pas pris tout entier.

L'érysipèle débuta par un frisson; il fut bénin, ne s'accompagna pas de délire, et guérit en dix jours.

Environ quinze jours plus tard, un second externe, M. G...., fut pris de frisson. Le lendemain, à la visite, M. Lévy lui fit remarquer qu'il avait le nez rouge et tuméfié, et qu'il s'agissait probablement d'un début d'érysipèle. M. G..... avait un peu d'acné autour du nez.

Ce jeune homme jusqu'alors avait joui d'une excellente santé ; il n'avait fait, paraît-il, aucun excès préalable.

Cependant, dès les premières heures, il fut pris de symptômes ataxiques effrayants; le délire se montra seize heures après le frisson initial. M. G..... mourut le quatrième ou le cinquième jour avec une tuméfaction énorme du cou et du pharynx, et des symptômes de suffocation tels que la trachéotomie avait été mise en question.

Ces trois jeunes gens étaient tous chargés du service dans la salle Napoléon, où il y avait constamment des érysipèles.

Ces faits ont été rapportés dans la *Gazette des hôpitaux* : on y lit que la sœur du service mourut aussi d'un érysipèle; mais M. Lévy m'a assuré que cette personne eut en réalité un rhumatisme cérébral.

Thèse de M. Fénestre.

Dans l'excellente thèse de M. Fénestre, publiée en 1861, nous trouvons les faits suivants, qu'il donnait comme preuves de la contagion érysipélateuse :

« 1° Le 22 mars 1860, M. Gosselin fait sur un bubon suppuré des ponctions multiples chez un homme couché au n° 1 dans une petite salle à deux lits. Dans la soirée, il est pris d'érysipèle. La maladie fait de rapides progrès et met la vie du malade en danger. Au n° 2 de la même salle est couché un homme de 68 ans, opéré, depuis plusieurs semaines, d'une double cataracte (voir l'obs. 4), parfaitement guéri, mais d'une santé générale peu robuste, et qui songe à sortir au premier jour. Au quinzième jour de la maladie de son voisin, il est pris d'un érysipèle de la face qui le fait périr en quatre jours. Le surlendemain, son lit est occupé par un jeune homme auquel on fait l'opération; le nouveau venu est lui-même atteint d'érysipèle.

«2° Le 12 avril, entre au n° 25 (2e pavillon, 1er étage), un homme atteint d'un panaris avec dénudation des tendons. M. Gosselin ampute le doigt le 22 avril. Le soir même, l'érysipèle se déclare et ne se termine que quinze jours après.

«Le 17 avril, étaient entrés aux nos 37 et 38; presque en face du n° 25, deux malades atteints, le premier, de kératite vasculaire très-prononcée, le second d'une plaie contuse de la main; tous deux sont pris d'érysipèle le même jour 26 avril, l'un à la face, l'autre à la main.

«Le 3 mai, un malade entre à l'hôpital pour une fistule à l'anus. On lui assigne le lit n° 21, toujours dans la même salle et exactement en face du n° 38. Le lendemain de son entrée, M. Gosselin explore sa fistule au moyen d'un stylet mousse, il s'écoule quelques gouttes de sang, et la nuit suivante il est atteint par l'érysipèle. Enfin, au n° 36, toujours dans la même partie de la salle, se trouvait, depuis le 10 avril, un homme portant un cancroïde du nez; on lui avait fait une première cautérisation avec la pâte de Canquoin le 14 avril. Dix jours après, l'eschare était tombée et la plaie tendait à la cicatrisation dans certains points; aucun accident ne s'était produit, et il est bon de noter qu'il ne s'était pas encore développé d'érysipèle dans cette salle à cette époque. Le 2 mai, M. Gosselin, enhardi par le bon résultat de la première application de caustique, en fait une nouvelle; le 11, l'eschare tombe, et le 13, l'érysipèle de la face se déclare et devient mortel. Ainsi, en résumé, 5 individus à l'entrée de la même salle, dont 3 couchés dans trois lits voisins et 2 couchés dans deux lits en face, sont pris successivement d'érysipèle et presque en même temps, de telle sorte que la rougeur est encore dans tout son éclat chez l'un lorsque déjà elle apparaît chez l'autre, qui semble la transmettre à un nouveau, et ainsi de suite; mais le foyer d'infection semble limité à l'entrée de la salle, dans le reste de laquelle aucun autre malade n'est atteint: sont-ce là de simples coïncidences?

«3° Le 23 avril, M. l'aumônier de l'établissement, attaché à ce poste depuis deux mois seulement, fut retenu pendant un certain temps près d'un de nos malades affectés d'un érysipèle de la face des plus graves, qui causa sa mort. Le lendemain, il fut pris d'érysipèle autour d'un petit bouton qu'il portait au front; la maladie se compliqua de pneumonie et finit par la mort.

« Son père vint et resta près de lui pendant deux jours sans faire attention à un petit furoncle qu'il avait au dos. Au bout de trois jours, cette lésion, en apparence insignifiante, fut le point de départ d'un érysipèle qui lui fut aussi fatal qu'à son fils.

« On nous objectera que ces personnes se trouvaient dans un milieu où les causes infectionnelles sont les plus intenses ; nous répondrons en citant des faits observés en ville, qui montreront mieux peut-être encore l'infecto-contagion.

« 1° Le 12 avril, un des internes du service de M. Gosselin, M. Baillet, fut appelé à Asnières près d'un enfant pour une plaie de tête; il fit une suture. Au bout de trois jours survint un érysipèle qui menaça sérieusement la vie de l'enfant. Le huitième jour de la maladie, la grand'mère de cet enfant, âgée de 76 ans, qui était sans cesse près de lui, prit l'érysipèle et succomba.

« 2° M. Gosselin fut appelé, le 1er juin, près d'un enfant nouveau-né, atteint d'érysipèle qui le fit mourir en vingt-quatre heures. La mère de cet enfant avait une légère égratignure à la jambe. Ce fut le point de départ d'un érysipèle qui apparut deux jours après la mort de l'enfant, gagna toute la partie inférieure du tronc et s'accompagna de symptômes assez alarmants.

« Ne sont-ce pas là des faits difficiles à expliquer, si l'on se refuse à admettre la propriété contagieuse de l'érysipèle telle que nous l'avons définie? M'objectera-t-on, avec Vidal (de Cassis), « que je ne tiens pas assez compte des circonstances hygiéniques dans lesquelles sont placés les individus atteints presque simultanément d'une même affection, et surtout de la présence d'une épidémie d'érysipèles ? » Mais la contagion n'est nullement en opposition avec le caractère épidémique; tout au contraire, elle en est souvent la source. Il me semble résulter de ces faits qu'il est permis d'admettre la contagion de l'érysipèle avec les restrictions que j'ai faites plus haut, et que la cause épidémique de l'érysipèle n'est autre que la cause infecto-contagieuse. »

Érysipèle des parois abdominales; guérison; récidive d'érysipèle sur le pharynx et la face le lendemain d'un séjour de quelques heures auprès d'une érysipélateuse.

On sait que les récidives, et surtout les récidives immédiates, ou plutôt les rechutes d'érysipèle, présentent en général des symptômes beaucoup moins graves et durent beaucoup moins longtemps que la première attaque ou que la première poussée érysipèlateuse : l'érysipèle s'y montre d'ailleurs ordinairement sur des régions qu'il a déjà occupées.

M. Fénestre en cite 6 cas sur 55 exemples d'érysipèle (page 31). Il rapporte aussi un fait très-remarquable à notre point de vue, parce qu'il nous paraît offrir un exemple assez net de récidive réelle, et non pas de rechute.

« Une de nos malades (qui avait été atteinte d'érysipèle), sortie le 12 avril, vint le 20 mai, dans la salle Sainte-Agathe, voir une de ses amies, alors malade d'érysipèle de la face tellement grave qu'il amena la mort le sixième jour. Le lendemain, elle fut prise chez elle de frissons, nausées, mal de gorge, suivis bientôt d'érysipèle assez sérieux, mais sans état typhoïde, dont elle n'a été guérie toutefois qu'au bout de dix-sept jours seulement. Son premier érysipèle avait eu pour siége les parois abdominales, autour d'une plaie chirurgicale» (p. 32).

Je ferai observer ici qu'il y a récidive réelle et non pas rechute. D'abord il y avait six semaines que la malade se portait parfaitement ; ensuite, dans les retours simples d'érysipèle avant guérison tout à fait complète, il est rare que les symptômes du début se représentent franchement. On ne voit pas revenir les grands frissons avec nausées et vomissements qui précèdent la première attaque ; tout au plus un peu de fièvre, quelquefois un petit frissonnement à peine sensible, mais tout cela est effacé, sans netteté ; enfin l'érysipèle était à la face et non plus sur l'abdomen. C'est donc bien d'une récidive qu'il s'agissait chez cette malade, et il nous semble dans ce cas entendre raconter ce petit drame qui se passe tous les jours sous nos yeux à l'hôpital à propos de la variole :

« Un ami vient voir un varioleux à l'hôpital ; il rentre chez lui ; dix ou douze jours après, il arrive à son tour à l'hôpital avec une variole. Il n'y a personne qui ne voie là un fait de contagion, et, en dépit de ce qu'on a dit avec raison contre le fameux *post hoc, propter hoc*, il nous est impossible de ne pas comparer les deux faits entre eux et de ne pas en dire autant pour l'érysipèle : pour nous, cette femme a repris un érysipèle à l'hôpital, infectée par son amie malade. Ce fait est tronqué, soit, mais la circonstance importante y est, et elle suffit.

Remarquons enfin, à propos de ce fait, que la contagion érysipélateuse, quand elle ne se fait pas par une plaie, détermine à peu près invariablement un érysipèle de la face ou du pharynx : le dépôt des cellules ou des produits septiques qui amènent cette maladie se fait dans ces cas soit sur des boutons ou des écorchures de la face ou même sur la peau intacte, soit sur les amygdales, les fosses nasales ou le pharynx, d'où les premiers symptômes locaux ne tardent pas à partir.

Malade porteur d'un séton mise dans un lit voisin d'une érysipélateuse : érysipèle 72 heures après.

Thèse de M. Fénestre (page 10); Paris, 1861.

Une femme de 23 ans, S..... (Clémence), affectée d'une kératite vasculaire, pour laquelle on lui avait passé un séton à la nuque, en ville, entra à l'hôpital le 9 juin, au lit n° 17, salle Sainte-Agathe, jouissant d'ailleurs d'une bonne santé générale. Elle porte son séton depuis sept jours et n'en souffre nullement. Il y avait alors dans un lit voisin du sien une malade atteinte d'un érysipèle auquel elle succomba.

Soixante-douze heures après son entrée apparaissent les prodromes les mieux accusés d'un érysipèle qui se développe autour de la plaie du cou, envahit toute la tête, et se termine par la mort en moins de sept jours. Dans ce cas, j'évalue l'incubation à environ soixante-douze heures.

Je dois la belle série d'observations qui suit à mon ami et collègue M. Henrot : qu'il me soit permis de l'en remercier vivement :

Quelques faits de contagion probable.

Le 16 septembre 1862, à neuf heures du matin, un externe de l'hôtel-Dieu de Paris, en faisant l'autopsie d'une femme morte d'infection purulente à la suite d'une amputation de la jambe, s'éraille la face dorsale de l'annulaire droit contre la section anfractueuse d'une côte. Il se sent légèrement piqué par le contact du liquide purulent qui remplissait la plèvre.

Il lave, suce, fait saigner cette éraillure microscopique, l'entoure de diachylon, et continue l'autopsie.

Cinq minutes après, il éprouve une sensation de picotement analogue à la première. Il lave et suce la plaie et cesse son travail.

Le même jour, à midi, traînée rougeâtre sur l'annulaire. A trois heures, cette traînée arrive jusqu'à la moitié de l'avant-bras. A dix heures du soir, frisson intense d'une demi-heure. Le ganglion épitrochléen et les ganglions de l'aisselle sont tuméfiés et douloureux. — Frictions mercurielles.

Le 17. Fièvre très-intense, tuméfaction du doigt.

Le 18 et le 19. Fièvre violente avec rêvasseries, somnolence continuelle. Douleur très-vive dans le doigt et la paume de la main.

Le 20. Phlegmon profond du doigt et de la main. — Quatre incisions.

Le malade peut encore faire quarante lieues en chemin de fer.

État de la ville de R..... où il arrive.

Ville de 60,000 âmes, bien aérée. Au dire de la plupart des médecins, l'état sanitaire de la ville était excellent à cette époque.

Depuis deux ou trois ans il n'y avait pas eu de fièvres puerpérales; toutes les fois qu'une épidémie de cette sorte s'était produite, elle avait débuté dans le service d'accouchements de l'Hôtel-Dieu.

Histoire abrégée du malade.

Pendant les huit jours qui suivent son arrivée, la fièvre continue à être très-intense, les symptômes généraux sont très-inquiétants : prostration continuelle, rêvasseries fantastiques dont la description est impossible.

Le phlegmon du doigt, celui de la main, un abcès dans les masses musculaires de l'avant-bras, un très-gros abcès de l'aisselle, nécessitent quinze ou seize incisions.

Après plusieurs améliorations, rechutes réitérées, érysipèle circonscrit à la partie supérieure du bras.

Au bout de six semaines de séjour au lit, le malade (qui était très-robuste) est extrêmement amaigri et entre en convalescence.

Le 1er janvier 1863, c'est-à-dire trois mois et demi après l'accident primitif, il peut reprendre un nouveau service à l'Hôtel-Dieu de Paris, mais il ne réacquiert la plénitude de ses forces qu'au bout de plus d'un an.

Pendant un mois, le malade, fils et frère de médecins, fut visité chaque jour par huit ou dix confrères (les plus occupés et les plus au courant par conséquent de l'état sanitaire de la ville). Deux d'entre eux approchèrent surtout le malade, M. G....., chirurgien à l'Hôtel-Dieu, qui pratiqua toutes les incisions; M. Ad..., frère du malade, qui deux ou trois fois par jour fut chargé du pansement.

Voici quelques faits qui, à cette époque, furent observés par ces messieurs :

M. G..... ne se souvient d'une façon bien précise que de ce fait :

I. Une jeune dame accouche assez facilement : fièvre puerpérale. — Mort très-rapide.

M. Ad... a consigné les faits suivants :

II. Une femme de 35 ans accouche sans difficulté : fièvre puerpérale. — Mort en quatre ou cinq jours.

III. Femme de 34 ans : implantation du placenta sur le col. — Version. — Au bout de quatre ou cinq jours, fièvre puerpérale. — Mort en trente-huit heures.

IV. Femme de 25 ans, accouche sans difficulté : fièvre adynamique, vomissements. — Guérison au bout de quatre mois après l'ouverture de plusieurs abcès.

V. Un aubergiste reçoit un coup de pied de cheval : plaie contuse au milieu de la crête du tibia, érysipèle, phlegmon, résorption purulente. — Mort.

VI. La bonne de l'aubergiste voit apparaître un abcès spontané du pli du coude : phlegmon profond et très-étendu du membre supérieur ; incisions multiples ; symptômes généraux sérieux. — Guérison.

VII. En face de la maison précédente, une boulangère a un érysipèle de la face ; état adynamique grave. — Guérison au bout de trois mois.

VIII. La mère de cette boulangère, venue pour la soigner, attrape un érysipèle de la face : état adynamique. — Mort en quatre jours.

IX. La fille de la boulangère, de 6 à 7 ans, a, à la même époque que sa mère et sa grand'mère, un érysipèle des fesses : état adynamique. — Mort en quinze jours.

X. Le petit garçon de la boulangère, de 5 ans, érysipèle de la face. — Guérison rapide.

XI. Le mari de la boulangère, érysipèle très-grave de la face : délire adynamique. — Guérison pénible.

XII. Un homme est mordu par un chien (à 200 mètres de la maison précédente), érysipèle phlegmoneux qui s'étend à tout le bras et à l'avant-bras ; toute la peau de l'avant-bras est décollée : incisions nombreuses. — Guérison très-pénible.

XIII. Mme X......, buandière, de 60 ans, qui a lavé le linge et les pièces de pansement du malade : érysipèle du bras sans traumatisme. — Mort rapide.

XIV. Mme X....., cousine du malade, vient le voir, retourne à Paris où elle est prise, le lendemain de son arrivée, d'un érysipèle de la face. — Guérison en quinze jours.

Pendant la visite de la cousine, le malade avait le frisson prodromique de l'érysipèle, qui s'est développé autour de l'incision axillaire.

Le fait capital de cette relation est donc celui-ci : état sanitaire de la ville très-satisfaisant avant l'arrivée du malade ;

Etat sanitaire mauvais dans certaines maisons fréquentées par les médecins ayant le plus approché le malade ;

Enfin état sanitaire infiniment meilleur après cette époque.

Les deux médecins chargés du service des gisantes à l'Hôtel-Dieu n'ont pas approché le malade ; il n'y a pas eu de fièvres puerpérales à l'hôpital.

Il faut ajouter cependant qu'une ou deux autres personnes qui ont passé chacune dix-huit heures sur vingt-quatre au chevet du malade n'ont éprouvé aucune maladie.

Érysipèles à Beaujon, 1862.

Dans les Comptes rendus de la Société médicale d'observations (fascicule 11, page 621) on trouve les faits suivants, sous ce titre :

Varioloïde hémorrhagique ; érysipèle secondaire pendant la convalescence ; récidive de l'érysipèle ; guérison.

..... « La salle Saint-Jean (Beaujon) n'avait pas d'érysipèles depuis un mois lorsqu'il y entra, dans le milieu de janvier 1862, un malade affecté d'érysipèle à la suite d'une variole. Cet homme était couché au n° 4 de la salle, où les lits sont disposés sur un seul rang, et il resta trois semaines environ. Quelques jours après son entrée, le n° 15, convalescent d'une fièvre typhoïde, était pris d'un érysipèle de la face qui fut de peu de gravité; puis le n° 21, affecté d'une péricardite, fut pris de la même maladie, et enfin notre malade couché au n° 23 est attaqué le dernier. Ainsi la maladie avait, dans son développement, suivi une marche régulière, et s'était promenée d'un bout à l'autre de la salle en enjambant certains lits, et cela en une dizaine de jours. Devant de pareils faits, il est difficile de ne pas admettre un principe contagieux. Je pose cette question de la contagion de l'érysipèle d'une façon incidente, et n'ai pas l'intention de m'y arrêter plus longtemps, non plus que sur la bénignité qu'ont présentée ces érysipèles secondaires, même à la suite d'une fièvre typhoïde.»

Ces faits, observés par M. Cornil, mon ami et collègue, avaient été présentés par lui à la Société médicale d'observation. On voit qu'il nous manque beaucoup de détails sur ces cas qui étaient pris à un autre point de vue que la contagion. Toutefois ils présentent ceci de curieux : c'est que l'érysipèle atteignit les malades qui étaient déjà atteints de maladies graves dans la salle. De plus, on voit qu'il suivit une marche assez régulière d'un bout de la salle à l'autre, et enfin ces lits étaient ceux auprès desquels on s'arrêtait le plus longtemps pendant la visite, puisqu'ils renfermaient les personnes les plus malades.

Aménorrhée; cinq attaques d'érysipèle coïncidant avec les époques et partant d'une cicatrice; transmission de l'érysipèle à deux malades voisines (1).

Dans la salle Sainte-Anne (femmes), du service du M. Piorry, était couchée, au n° 6, une jeune fille, âgée de 19 ans, qui était entrée à l'hôpital pour une hyperémie (*sic*). On la traitait comme telle, lorsqu'au neuvième jour de son séjour à l'hôpital, elle fut prise d'un érysipèle de la face. A ce sujet, la malade nous raconta ses antécédents, qui sont très-curieux. Il y a *six ans*, dit-elle, elle eut une première attaque d'érysipèle qui coïncida avec l'établissement de ses menstrues, qui chez elle fut très-difficile. Cet érysipèle débuta autour d'une cicatrice qu'elle porte depuis son enfance au niveau de l'os unguis droit. La malade rapporte très-bien que cette cicatrice était devenue douloureuse avant le début de la maladie. L'érysipèle fut grave et s'étendit à presque toute la surface du corps; la malade fut quatre mois à se rétablir parfaitement.

Il y a *quatre ans*, nouvel érysipèle; coïncidence de l'aménorrhée. Le point de

(1) Thèse de M. Obé, 1863 (pages 28 et suiv.).

départ est encore la cicatrice, mais la gravité fut beaucoup moindre et la maladie ne dura que trois mois.

Nouvelle attaque il y a *trois ans ;* mais cette fois la maladie n'occupa que la face et le cuir chevelu. Comme à cette époque elle habitait Paris, elle alla se faire traiter à l'Hôtel-Dieu ; au bout de deux mois elle sortit guérie.

Il y a *quatre mois* elle entra à la Pitié pour un nouvel érysipèle; la maladie sembla encore avoir perdu de son intensité, car elle mit à peine un mois à se guérir. Le point de départ est toujours la cicatrice. L'aménorrhée existe dans tous les cas.

Enfin cette jeune fille est prise d'une *cinquième* attaque, qui se déclare neuf jours après son entrée dans le service de M. Piorry. Le point de départ est toujours la cicatrice, et l'aménorrhée subsiste. Ce qu'il y a de remarquable eu égard au pronostic, c'est que la maladie, dans ses apparitions successives, a singulièrement perdu de son intensité, au point que, dans cette dernière attaque, il y eut à peine un peu de délire vers le soir, et que l'érysipèle disparut au bout de huit jours, sous l'influence du traitement suivant : on fit fondre de la cire sur la surface érysipélateuse et on saupoudra le tout avec de la poudre de lycopode.

Pendant que cette malade était atteinte de son érysipèle, sont entrées dans la même salle deux jeunes filles; l'une pour une odontalgie assez vive, et l'autre pour une angine simple avec saignement de nez. Les deux jeunes filles furent placées l'une *en face* et l'autre *à côté* de notre malade. *Elles n'étaient pas depuis deux jours* dans cette salle, qu'elles furent prises toutes deux d'un érysipèle de la face, qui débuta par le nez. Les deux érysipèles n'offrirent aucune gravité, et cédèrent bien vite aux moyens ci-dessus indiqués. Nous ferons remarquer que, bien que ces trois cas d'érysipèle n'offrissent aucune gravité, ils furent cependant tous trois accompagnés de délire.

Observation de M. X....

M. X..., interne des hôpitaux, entra dans le service de M. Huguier, à l'hôpital Beaujon, le 1er janvier 186... Il avait interrompu son service pendant six semaines, à la fin de l'année, et par suite n'était peut-être plus aussi acclimaté à l'hôpital, et en particulier aux érysipèles, qu'à l'ordinaire. A ce moment, le service renfermait cinq ou six cas d'érysipèle; on était en plein courant d'érysipèles.

Il gelait très-fort depuis quelques jours, et le froid avait amené chez M. X... quelques excoriations par engelure à la partie inférieure et interne des ailes du nez. Le 6 janvier, dans la journée (c'était le lendemain d'une nuit de garde à l'hôpital), il remarqua que son nez était rouge et un peu sensible. Cependant pas de symptômes généraux. Mais, vers quatre heures du soir, il est pris d'un frisson intense et prolongé, avec claquement de dents. Assez mal à l'aise le lendemain matin, il fit cependant son service, puis, sur l'avis commun qu'il allait avoir un érysipèle, il se mit au lit. En effet, le lendemain, céphalalgie, fièvre, mais ni délire, ni vomissements. Une plaque rouge part du nez vers la joue gauche, et, en même temps, les ganglions du cou sont pris, sans que nous puissions affirmer si leur tuméfaction n'a fait réellement que suivre la tuméfaction primitive du nez.

Deux jours après, cette plaque s'éteignit, mais une autre bien plus considérable s'étendit à droite sur l'œil, le front, le cuir chevelu et la joue correspondants; en même temps, tuméfaction douloureuse des ganglions du cou à droite.

Au reste, cet érysipèle fut très-bénin et légitime, et M. X..... fut sur pied au bout d'une dizaine de jours, gardant seulement de la faiblesse. Notons que M. X..... est brun, les cheveux un peu frisés (signe de force), de très-bonne santé, qu'il n'avait commis aucun excès préalable, et qu'il revenait des vacances : il était donc dans d'excellentes conditions hygiéniques, sauf peut-être l'influence d'une nuit fatigante passée dans la salle de garde de Beaujon, et cette condition qu'il y avait des érysipèles dans la salle.

Ainsi, ici il y a :

1° Excoriation;

2° Infection directe par cette excoriation;

3° Aucune disposition préalable générale ni spéciale.

Il n'en a jamais eu d'autre, et dans sa famille on n'en a pas.

Comme exemple de *non-contagion*, nous dirons qu'une personne soigna M. X... et resta constamment dans sa chambre, sans être atteinte elle-même.

Observation du docteur M...

M. le Dr M..., médecin à Paris, donnait ses soins, l'année dernière, à une dame qui fut prise d'un érysipèle gangréneux de la région inguinale droite.

Il y avait d'ailleurs en ce moment plusieurs érysipèles dans sa clientèle, mais plus bénins.

L'érysipèle de cette dame présentait un état gangréneux tellement prononcé, qu'il y eut destruction complète de toutes les parties molles situées dans le triangle inguinal, et que les ganglions inférieurs du pli de l'aine eux-mêmes furent compris dans l'élimination qui se fit plus tard.

M. M... était obligé de panser lui-même deux fois par jour cette large plaie, dont la suppuration fétide et l'odeur infecte empoisonnaient l'appartement tout entier : il traitait la plaie gangréneuse par un mélange de poudre de charbon et de quinquina, et était obligé de passer fort longtemps chaque jour auprès de cette malade.

Le huitième ou le neuvième jour, M. M... se sentit indisposé; il eut un frisson dans la journée. Le lendemain il fut pris de céphalalgie, de vomissements bilieux répétés. Les ganglions cervicaux étaient douloureux et tuméfiés; bref, il prit un érysipèle de la face intense, mais franc et légitime. Il était porteur, au moment où il soignait cette dame, d'un bouton situé à la partie postérieure du cou; mais il lui est impossible de se rappeler s'il avait écorché ou gratté ce bouton après ou pendant un pansement. Du délire survint, mais céda à l'emploi du tartre stibié, et M. M... guérit en une douzaine de jours.

Ajoutons que sa cliente guérit, malgré l'énorme lésion qu'elle avait présenté.

Nous voyons ici la transmission d'un érysipèle *chirurgical* à un érysipèle *médical*, comme dans le cas de M. Ragot et autres.

Note sur la contagion de l'érysipèle présentée à l'Académie de médecine (avril 1864), par le Dr Blin.

Au mois de novembre 1863, je fus appelé à Guise pour visiter un malade affecté d'un érysipèle grave, en consultation avec M. le Dr Devillers. Il s'agissait d'un jeune homme de 22 ans, M. Testart, qui, quelques jours auparavant, avait été voir à Paris l'un de ses amis, M. Painetvin, interne à l'hôpital Lariboisière.

M. Painetvin était lui-même atteint d'érysipèle, contracté probablement dans les salles de l'hôpital; je transcris ici les renseignements qui ont été fournis par ce jeune médecin à M. le Dr Devillers :

1. « Au moment où je contractai mon érysipèle, il y avait deux érysipèles traumatiques dans les salles de M. Voillemier, dont j'étais l'interne. Un mois ou six semaines auparavant, un étudiant en droit était venu mourir dans une de ces salles d'un érysipèle à la face. Lorsque M. Testart est venu me voir, mon érysipèle n'était pas à la période de desquamation, mais à la période la plus aiguë, au moment du délire le plus violent. Je ne voudrais pas affirmer que mon érysipèle ait eu pour point de départ une excoriation, cependant je dois dire que depuis plusieurs semaines je saignais fréquemment du nez. »

2. Au moment du retour de M. Testart à Guise, M. Devillers n'avait aucun cas d'érysipèle dans sa clientèle, et l'état sanitaire de cette localité était excellent. Testart tombe malade deux ou trois jours après son retour de Paris; l'érysipèle

se développa rapidement à la face et au cuir chevelu, et s'accompagna bientôt d'accidents cérébraux graves, délire et coma; le malade succomba du douzième au treizième jour de la maladie, le 30 novembre.

3. Testart avait été soigné dans sa maladie par un domestique, nommé Louis, âgé de 31 ans, doué d'une bonne constitution. Le 25 décembre, cet homme tombe malade à son tour; il dit que, depuis le 2 décembre, il est faible, courbaturé, et n'a pas d'appétit. Il se plaint de mal à la gorge, de fièvre. M. Devillers constate une rougeur vive au voile du palais et sur la paroi postérieure du pharynx, et un engorgement des ganglions sous-maxillaires; le pouls donne 100 pulsations.

Le 28, l'érysipèle apparaît sous le nez; les jours suivants il s'étend à la face, mais ne gagne pas le cuir chevelu. Le 3 janvier, la desquamation commence, et la convalescence se prononce.

4. Un parent de Testart, M. Macaigne, habitant la commune de Fresnoy-le-Grand, à 12 kilomètres de Guise environ, était venu voir Testart pendant sa maladie. Il tomba malade lui-même *deux jours après* cette visite. Il n'y avait alors aucun cas d'érysipèle dans la commune de Fresnoy. M. Macaigne guérit.

5. Sa femme contracta aussi l'érysipèle, et guérit également.

6. La maladie se propagea ensuite dans la famille Lefranc, dont les membres avaient visité pendant leur maladie M. et Mme Macaigne, leurs parents. Trois personnes de cette famille furent prises d'érysipèle successivement, et guérirent.

7. Un parent, âgé de 73 ans, M. Herbert, habitant un hameau du voisinage, vient visiter la famille Lefranc; il fut lui-même atteint d'érysipèle, et succomba au bout de quelques jours.

7 *bis*. Le médecin de Fresnoy, M. Debail, vieillard âgé de 72 ans, se sentit pris de la maladie quelques jours après avoir donné ses soins à la famille Lefranc; il eut le triste pressentiment du sort qui lui était réservé. Appelé à le visiter vers le troisième jour de sa maladie, je constatai un érysipèle envahissant la face et le cuir chevelu, une fièvre intense et du délire. Ce malheureux confrère succomba au bout de quelques jours.

8. Pendant la durée de la maladie de M. Debail, sa fille, Mme Guille-Debail, qui était venue de Saint-Quentin pour le soigner, tomba malade à son tour. Je la visitai au moment où elle venait de s'aliter. Se sentant mal à l'aise le matin, elle avait pris un purgatif salin. Elle avait des frissons, du subdelirium, la langue saburrale; les ganglions sous-maxillaires étaient très-gonflés des deux côtés. Il était évident qu'un érysipèle était imminent. Je conseillai immédiatement 12 sangsues à la région sous-maxillaire, 6 de chaque côté; un nouveau purgatif salin fut prescrit pour le lendemain. A la suite de ce traitement, l'érysipèle parut avorter; une rémission très-notable dans les symptômes se manifesta; l'engorgement sous-

maxillaire diminua, la fièvre cessa. La malade put revenir à Saint-Quentin, et parut entrer en convalescence. Mais, huit jours après les premiers accidents, le gonflement ganglionnaire augmenta de nouveau, et l'érysipèle apparut au voisinage des piqûres de sangsues, du côté droit. L'éruption se propagea à toute la face, et gagna la racine des cheveux, mais elle n'envahit pas le sommet de la tête. La fièvre resta très-modérée; le trouble intellectuel se borna à des rêvasseries et à du subdelirium. Le traitement se réduisit à l'usage de boissons délayantes et laxatives; la maladie se termina au bout de douze ou quinze jours par la formation d'un abcès assez volumineux à la paupière inférieure gauche.

7 *ter*. Deux religieuses gardes-malades de Saint-Quentin, qui avaient été soigner à Fresnoy la famille Lefranc, ont elles-mêmes été affectées d'érysipèle; l'une de ces religieuses a succombé à la maladie.

Ces deux religieuses ont été ramenées à Saint-Quentin, au siége de leur communauté. Plusieurs de leurs compagnes ont aussi contracté l'érysipèle en les soignant; mais je manque de renseignements sur cette dernière propagation.

La *Gazette des hôpitaux* a donné des faits précédents une explication qui n'est pas la nôtre. L'auteur n'admet pas la contagion et attribue pour cause à ces faits soit le traumatisme, soit l'affaiblissement qui résulte pour un homme sain du séjour auprès d'un malade. Certes, c'est une cause d'affaiblissement, mais, s'il n'y avait qu'un affaiblissement simple, pourquoi est-ce précisément un érysipèle que l'on prendrait auprès d'un érysipélateux ? Et dans les faits de M. Blin, nous voyons huit séries d'érysipèles s'engendrer l'une l'autre, *sans engendrer d'autres maladies*, et sans qu'il y ait d'autres érysipèles dans les maisons voisines, ni chez des personnes qui n'ont pas été en contact plus ou moins direct avec les malades précédents. L'épidémicité simple elle-même ne suffirait pas à expliquer un pareil enchaînement de faits. Encore moins nous paraissent-ils l'effet du hasard; comme M. Blin, nous voyons là une série de contagions successives.

Nous trouvons dans le premier volume de la *Clinique médicale* de M. le professeur Trousseau (page 171) les faits suivants :

---

(1) Voir : note sur les coïncidences, pag. 144.

« Il est des circonstances où la gravité de l'érysipèle est dans la nature même de l'affection ; il en est ainsi des érysipèles *contagieux*, qui ont souvent une marche fatale, et sont accompagnés, dès leur début, de symptômes généraux qui éveillent les craintes du médecin. Il faut croire que dans ces cas l'érysipèle n'est que la manifestation extérieure d'une affection générale grave primitive, ou bien encore qu'il se comporte à la façon de la diphthérie primitivement locale qui bientôt infecte l'économie tout entière. Au commencement de l'année 1861, un de nos confrères nous racontait que plusieurs personnes d'une même maison avaient été affectées d'érysipèle qui avait débuté chez les unes par le pharynx, chez les autres par l'angle interne des yeux ou par l'ouverture extérieure des narines. Un premier individu était mort, la garde qui lui avait donné des soins succombait bientôt après lui à la même affection, dont furent sérieusement pris à leur tour plusieurs membres de sa famille, et le concierge de la maison, qui avaient eu occasion de se trouver en contact avec le malade.

« Dans le mois de juillet de la même année 1861, la *Gazette des hôpitaux* publiait une note qui montre une fois de plus la gravité de ces érysipèles contagieux, à l'occasion de la mort de deux jeunes élèves de nos hôpitaux, MM. Gaston Reynier et Ernest Grateau, enlevés par cette maladie, qu'ils avaient contractée dans les services de M. Nélaton et de M. Voillemier. La mère de l'un de ces malheureux jeunes gens, M. Gaston Reynier, succombait elle-même, quelques jours plus tard, à un érysipèle qu'elle avait pris au lit de son fils.

« Quelques mois plus tard, j'étais appelé en consultation par mon honorable ami M. le Dr Paris, auprès d'un M. E....., chez lequel un de nos chirurgiens les plus habiles, M. le Dr Nélaton, avait été obligé de pratiquer le débridement du méat urinaire, afin de faciliter l'introduction d'instruments lithotripteurs. M. E.... succombait à un érysipèle gangréneux du prépuce qui avait eu pour point de départ cette petite incision. La veille de sa mort, sa femme, qui l'avait soigné avec une grande sollicitude, fut prise de frissons ; le lendemain, elle avait une angine violente, et, vingt-quatre heures après, un érysipèle de la face d'une extrême gravité qui l'emporta alors qu'elle semblait entrer en convalescence. La femme de chambre tomba malade en même temps que sa maîtresse ; elle n'avait cessé de donner des soins à M. E.... La maladie, chez elle, fut caractérisée surtout par une violente angine et par un érysipèle qui se limita aux paupières.

« Enfin, Messieurs, vous vous rappelez avoir vu, en juin 1862, dans notre service, au n° 4 de la salle Saint-Bernard, une jeune fille de 23 ans, atteinte d'un érysipèle de la face, assez peu grave d'ailleurs, qui lui était survenu pendant qu'elle donnait des soins à son maître, atteint d'un érysipèle phlegmoneux de la jambe. — Si l'érysipèle spontané est ordinairement une maladie bénigne, il peut donc être aussi une affection maligne et fatale, transmissible par contagion, comme Graves l'avait indiqué. Cette malignité a sa cause soit dans le germe qui est infectieux à un moment déterminé, soit dans des conditions spéciales de réceptivité morbide.

« Relativement à ce que je vous indiquais aussi des influences épidémiques au commencement de 1861, alors que sévissait sur presque tous les asiles destinés aux femmes en couches une épidémie terrible de fièvre puerpérale, les érysipèles du visage, ordinairement si peu graves, prenaient assez souvent une tournure fâcheuse, et l'événement donnait un démenti cruel à notre pronostic. On remarquait encore alors que la maladie avait quelque chose de contagieux, un de mes collègues de la Faculté en signalait quelques cas, et moi-même, dans ma pratique de la ville, j'en voyais des exemples. J'étais mandé avec mon honorable confrère M. Higgins auprès d'une jeune dame américaine qui, au sixième mois de l'allaitement, prenait un phlegmon de la mamelle. L'abcès fut ouvert par M. Nélaton. Quelques jours plus tard, il survenait un érysipèle qui du sein malade s'étendait au reste de la poitrine. Le mari de cette dame, au service de la marine militaire américaine dans la Méditerranée, vint passer quelques jours avec sa femme. En chemin de fer, il s'était fait une écorchure insignifiante à la jambe. Deux jours ne s'étaient pas écoulés depuis son arrivée à Paris qu'autour de la petite plaie se manifestait un érysipèle qui bientôt devint un phlegmon diffus et mit ses jours en danger pendant près de trois semaines. »

(*Archives de médecine* de MM. Lasègue et Follin. Décembre 1864.)

M. Larcher, interne distingué des hôpitaux, a publié dans ce numéro des *Archives* les deux faits suivants, remarquables à tous les points de vue, observés par lui à l'hôpital Cochin.

« *Obs.* 1re. — W..... (Jean), âgé de 52 ans, entre, le 11 avril 1864, à l'hôpital Cochin, dans le service de M. Richard (chirurgie), pour une *surdité* d'origine syphilitique; on le couche au n° 3 de la salle Cochin.

« Le 23, apparaissent, du côté du *pharynx*, les premiers symptômes de l'érysipèle, avec la fièvre; pouls à 95.»

(Suit l'observation, que j'abrége.)

« Le 26, la *face* est prise. (Cet érysipèle présenta dès l'abord cette ataxo-adynamie intense qui domine toute l'affection dans la forme d'érysipèle que l'on a si justement désignée sous le nom d'*érysipèle typhoïde*, et sur laquelle M. Thoinnet (1), interne de l'hôtel-Dieu de Nantes, a publié une thèse fort intéressante ; il la désigne sous le nom d'*érysipèle traumatique par infection*.)

« Chez notre malade, l'érysipèle se termina par un coma de deux jours de durée ; la mort arriva le 29, à huit heures du matin. La maladie avait duré en tout six jours.

« A l'*autopsie*, on trouva des lésions laryngées et pulmonaires, et des ulcérations comme dans les grandes brûlures de la peau. »

« *Obs.* 2e. — Le 6 mai 1864, le nommé H....., âgé de 68 ans, entre dans le même service pour une *rétention d'urine* ; on le place dans le lit n° 3 de la salle Cochin, (où était mort le malade dont nous venons de parler, sept jours auparavant).

« Le 10 mai, il est pris d'un premier frisson avec claquement de dents ; le pouls est à 110.

« Le 11, nouvel accès de fièvre.

« Le 12, la déglutition est difficile, vive cuisson à la gorge, érysipèle du pharynx.

« Le 13 *seulement*, les ganglions sous-maxillaires sont douloureux et tuméfiés, etc.

« Puis symptômes typhoïdes, épistaxis incoercible.

« Le 20 mai, dans l'après-midi, il meurt. La maladie avait duré dix jours. »

M. Larcher a encore trouvé, dans ce cas, les mêmes lésions pharyngiennes, laryngées et pulmonaires, et en particulier les mêmes ulcérations duodénales n'intéressant que la muqueuse de l'intestin ; il cite à ce propos un passage de M. le professeur Béhier, qui attribue ce genre de lésions duodénales dans les érysipèles à une action éloignée, à une sorte de sympathie ou d'action réflexe, et les assimile à celles que l'on rencontre au même point de l'intestin dans les cas de brûlures étendues.

On voit que ces deux observations n'ont pas été recueillies dans

---

(1) *Quelques mots sur une variété d'érysipèle traumatique par infection* ; thèse de Paris, 1859.

le but de constater la contagion ou la non-contagion de l'érysipèle. L'attention de M. Larcher était fixée sur les ulcérations duodénales qu'il a si bien décrites. Il n'en est que plus remarquable de voir deux malades entrer l'un après l'autre et pour des affections très-différentes dans le même service, l'un et l'autre sans lésion de la peau, et être pris successivement, dans le même lit, de la même forme d'érysipèle, qui les tue tous les deux l'un en six jours, l'autre en dix.

Il est difficile de ne pas voir là un empoisonnement du second malade par le premier, à moins que l'on n'admette qu'il y avait dans la salle Cochin, en ce moment, un génie épidémique ou endémique tout particulier. Et encore, cela n'expliquerait pas pourquoi c'est précisément dans le même lit qu'il y a un second malade pris de cette même forme d'érysipèle. Quant à nous, nous ne faisons aucune difficulté d'admettre que les cellules de pus ou autres, expirées ou perspirées par le premier malade, sont restées dans les rideaux, dans les matelas, dans tous les abords du lit infecté, et qu'un certain nombre d'entre elles ont empoisonné le second malade qui les a respirées. Cet exemple de transmission est tout à fait semblable à ceux que l'on a cités en faveur de la contagion de la pourriture d'hôpital, et l'explication ne saurait différer, quoique les deux maladies diffèrent par leurs symptômes.

Service de M. le professeur Gosselin, hôpital de la Pitié, 1864.

M. N..... A la fin de février ou dans les premiers jours de mars il y avait au n° 12 ou 13 un vieillard qui entra pour érysipèle apporté du dehors. Avant cela il n'y en avait pas dans la salle.

M. N....., qui pansait les lits en face, fut pris, le premier dimanche de mars, de malaise en sortant de l'hôpital. Étourdissements, petits frissons sans vomissements dans la journée, soif intense; il n'avait pas pris de refroidissement, mais s'était mal nourri depuis quelque temps, avait fait quelques petits excès. Dès le lendemain matin, il y avait un érysipèle généralisé sur toute la face, qui occupa ensuite le cuir chevelu.

La forme typhoïde se montra aussitôt : délire immédiat, perte de connaissance pendant huit jours. Ne se souvient pas si les ganglions du cou furent pris ; ne se souvient pas s'il eut la diarrhée.

Dans les quelques jours qui suivirent son invasion, il y en eut d'autres de pris dans la salle.

2° M. S...., porte habituellement de l'acné à la face. Ne croit pas en avoir eu au nez. Une dizaine de jours auparavant, il s'était écorché le pouce de la main gauche, et pansa un homme atteint d'un broiement de la main avec plaie dont la suppuration abondante était infecte. Dans la journée, roideur dans le bras, ganglions douloureux dans l'aisselle. Le soir, à six heures, évanouissement (dans lequel il y a eu une très-grande sensation de bien-être) subit pendant le dîner. Pas de vomissements. Avant l'évanouissement : des frissons légers et répétés. Nuit, fièvre. Le lendemain matin on constate des traînées rouges à la face antérieure de l'avant-bras, les ganglions pris. — Frictions mercurielles, bains de deux heures, diète ; fièvre.

Il reste à la chambre environ cinq jours avec ces mêmes symptômes diminués, puis sort pendant quatre jours ; il faisait assez froid et du vent. Il est pris de douleurs erratiques dans tout le corps : surtout sensation de torticolis, douleurs dans les ganglions du cou et de l'aine surtout.

Surtout ceux du cou très-douloureux et un peu gonflés. Rien aux articulations.

Il allait à l'hôpital où il y avait plusieurs érysipèles dans la salle de son service. Au bout de quatre ou cinq jours d'hôpital, il sent, en sortant, son nez rouge tuméfié, doulouleux ; la douleur avait complétement cessé dans les ganglions cervicaux ; elle s'était, dit-il, comme localisée dans le nez. Pas de vomissements ni fièvre. Aucun symptôme général dans la journée. Il dîne avec peu d'appétit nonobstant.

Dans la nuit, fièvre très-intense avec délire, sans vomissement ni frisson. Le lendemain, propagation à tout le nez, la paupière supérieure droite prise, le front, non. Les jours suivants, toute la joue droite et le bas de la figure. Les ganglions ne sont pas *revenus*, et il éprouvait, malgré la fièvre, un assez grand plaisir à se sentir débarrassé de sa douleur des ganglions du cou. Pas de diarrhée. Il a gardé la chambre huit jours et s'est guéri vite, gardant beaucoup de faiblesse. Le délire avait duré une nuit, et la fièvre encore deux jours.

Observation de M. Prévost.

La nommée Van Copen (Florentine), âgée de 21 ans, journalière (Belge), demeurant rue Saint-Germain (Charonne), entre, le 3 septembre 1864, salle Sainte Marthe, 39.

Cette malade, d'une santé généralement bonne, est affectée d'un abcès de la région sus-hyoïdienne, la fluctuation est très-manifeste, la peau est fort amincie en un point surtout qui présente de la rougeur.

Traitement. Deux ouvertures peu considérables sont faites à la peau et l'on y passe une mèche ; il s'écoule environ un demi-verre de pus crémeux. (Cataplasmes.) La marche de l'affection fort régulière. Au bout d'un jour la mèche fut enlevée et la malade sort de l'hôpital le 12 septembre, presque guérie ; il s'écoulait encore des ouvertures un peu de lymphe plastique quand l'on pressait sur cette région. L'état général était parfait, la malade avait de l'appétit, et ce sont surtout les érysipèles qui régnaient en ce moment dans la salle qui engageaient à donner à la malade son *exeat*.

Le 13 septembre, au soir, la malade est prise chez elle d'accès de fièvre, de frissons et de vomissements. Bientôt il se forme une tuméfaction de la région cervicale, et le 16 septembre elle rentre à l'hôpital, salle Saint-Thomas, n° 14 (service de M. Morel-Lavallée), affectée d'un érysipèle du cou. La cicatrice de l'ouverture de l'abcès se rouvre. L'érysipèle envahit bientôt le cuir chevelu, et la malade fut prise de tous les symptômes d'un érysipèle par ataxo-adynamie, délire, etc. Elle guérit cependant et l'est maintenant complétement (10 octobre).

Dès lors une épidémie d'érysipèle se développa dans la salle Saint-Thomas (il n'y en avait point auparavant).

La malade dit en outre que son mari tomba aussi malade quelques jours après sa rentrée à l'hôpital ; il eut, dit-elle, des grosseurs aux mains, je n'ai pas pu savoir exactement ce qu'il eut : n'est-ce pas peut-être aussi un érysipèle ?

J'ai copié textuellement cette observation sur les notes de mon ami et collègue M. Prévost.

Érysipèles successifs à l'hôpital Saint-Louis; une malade infectée dans cet hôpital entre à la Pitié, et donne successivement l'érysipèle à deux autres femmes.

Je dois l'observation suivante à l'obligeance de M. le Dr Bernutz, qui a bien voulu me la laisser prendre dans son service, à l'hôpital de la Pitié.

Obs. I. — R..... (Marie), âgée de 19 ans, domestique, demeurant rue de l'Orillon, XXe arrondissement.

Cette jeune fille était entrée, dans le courant du mois d'octobre 1864, à l'hôpital Saint-Louis, pour un eczéma des lèvres et du nez, et avait été placée à la salle Sainte-Foi au n° 5.

Pendant son séjour dans cette salle, il arriva, dit-elle, que le n° 3 de la même salle présenta un érysipèle de la face: au moment où le n° 3 commençait à aller un peu mieux, la femme placée au no 6 fut prise à son tour. Enfin notre malade entendit un matin dire dans le service que sa voisine du no 8 commençait également à prendre un érysipèle: effrayée par ces circonstances, et d'ailleurs voyant sa voisine immédiate, celle du no 6, présenter les symptômes effrayants d'un énorme érysipèle de la face dont elle se mourait (elle était à l'agonie), notre malade qui venait de voir la maladie frapper les nos 3, 6 et 8, en sautant par-dessus son lit, prit peur et sortit de l'hôpital Saint-Louis, le 11 novembre.

Deux ou trois jours après, chez ses maîtres, où elle avait repris son service, elle se sent indisposée. Elle éprouve des frissons; ces frissons se renouvellent le lendemain; mais, dans la nuit, son visage enfle. Elle entre, le 16 novembre, à la Pitié.

16 novembre. On la place dans la salle Sainte-Marthe, au no 16, dans le service de M. Bernutz, où il n'y avait pas alors d'érysipèles.

Elle présente toute la série de symptômes d'un érysipèle intense de la face, avec gonflement considérable, mais de forme franche et légitime, c'est-à-dire sans symptômes typhoïdes. Le gonflement de la face dura longtemps, et elle garda le lit environ huit jours dans le service. Depuis quinze jours déjà elle se levait une grande partie de la journée, rendant quelques services dans la salle, et aidant les infirmières, lorsque samedi dernier, 10 décembre, elle s'est sentie dans la nuit reprise de frissons et de fièvre: vive chaleur à la face, mais pas de délire. C'était un érysipèle de retour, beaucoup moins intense que le premier. En effet aujourd'hui, 14 décembre, c'est-à-dire le cinquième jour, je lui trouve la face encore rouge et gonflée, mais la rougeur n'a plus la vivacité d'un érysipèle en voie de progression; les bords des rougeurs ne sont pas accusés; des plaques de desquamation se montrent dispersées sur toute la face. Hier elle avait de la fièvre même assez forte, dit-elle. Aujourd'hui il n'y a aucune trace de fièvre; le pouls est même un peu faible et lent, environ 60 pulsations. Elle n'a ni céphalalgie, ni diarrhée, ni soif; elle parle très-bien; l'œil est bon. La langue est encore un peu rouge sur les bords, se dépouille un peu. L'appétit n'est pas encore revenu, et les boissons ingérées donnent une sensation de pesanteur dans l'estomac. En somme, cette malade nous paraît complétement hors d'affaire, sauf une nouvelle rechute.

Marie B ...., du n° 16 de la salle Sainte-Marthe, a donc eu deux attaques successives d'érysipèle : l'une vers le 16 novembre, l'autre à partir du 10 décembre.

Or nous trouvons ceci :

Obs. II. — F..... (Marie), couchée au no 27 de la même salle Sainte-Marthe, est entrée dans le service le 8 novembre pour des exostoses situées à la partie antérieure des tibias, accompagnées de douleurs ostéocopes nocturnes ; elle présente également un enfoncement de la base du nez qu'elle prétend lui être venu sans avoir jamais suppuré de ce côté ni rendu aucunes esquilles.

Quelle que soit l'origine de ces lésions, et elle ne nous paraît pas douteuse, cette femme, qui n'a jamais eu de boutons ni de croûtes dans le nez ni autour du nez, ne présente aucune espèce de lésion extérieure, d'excoriation de la peau que nous puissions noter. Au nez, rien, au moins à l'extérieur ; pas d'écoulement nasal, narines sèches ; pas d'acné ; rien aux yeux ; la jambe droite offre des exostoses douloureuses, mais il n'y a pas la plus légère excoriation ni rougeur de la peau ; et elle soutient qu'il n'y en a eu nulle part. Elle est d'ailleurs de bonne santé habituelle et n'a jamais eu d'érysipèle.

Le 16, elle voit arriver dans la salle la jeune fille dont nous venons de parler, et qui présentait cet énorme gonflement de la face. Elle s'en effraie un peu, mais cependant s'en approche, et cause avec elle pendant quelques minutes.

Le lendemain matin, 17 novembre, elle s'aperçoit d'un gonflement dans le cou, qui est douloureux ; les ganglions étaient pris. Dans la journée, arrive la fièvre.

Le lendemain, 18, la fièvre continue ; la face se gonfle, devient rouge, et présente un érysipèle commençant par les paupières inférieures où il n'y avait aucun bouton, ni excoriation quelconque. Pas de vomissements, inappétence.

Les jours suivants, pas de diarrhée, au contraire constipation. Le cuir chevelu se prend largement. Délire. La face resta enflée huit jours ; elle eut, dit-elle, des croûtes sur la figure.

Le délire et la fièvre intense persistèrent pendant trois ou quatre nuits.

Aujourd'hui, 14 décembre, elle offre encore quelques traces de desquamation érysipélateuse, principalement dans les sourcils.

Obs. III. — Nous avons vu que la rechute du no 16 date du 10 décembre.

La voisine d'en face, lit no 42, D..... (Marguerite), présente, le 13 décembre, un gonflement œdémateux de la face avec empâtement sans rougeur bien marquée, sans ganglions, sans fièvre. Mais, le 10 et le 11, elle a eu des *frissons* dans la journée. Elle n'a pas vomi ; elle a, dit-elle, ses règles depuis vendredi dernier, c'est-à-dire depuis cinq jours.

Aujourd'hui, 14, même gonflement comme œdémateux ; pouls à 65, pas de rougeur sur la face, mais ce gonflement pâle occupe les paupières inférieures et supérieures et les joues ; ses limites sont mal dessinées.

20 décembre, l'œdème a disparu (elle a eu un érysipèle il y a quatorze ans); il y a trois mois, dit-elle, elle a déjà eu pendant quelques jours ce même gonflement de la face, mais moins fort, et ce n'était pas au moment de ses règles.

Cette dernière malade nous présente un point fort difficile dans son histoire : c'est la nature de l'écoulement sanguin qu'elle présente. En effet, sont-ce bien ses règles ? Cette femme est fort anémiée. Elle a des fongosités du col de l'utérus, pour lesquelles on l'a déjà cautérisée, et des désordres considérables du côté de la menstruation. En effet, elle nous dit que ses règles reviennent très-souvent, toujours sous forme de pertes, et durant beaucoup trop longtemps ; ainsi l'écoulement sanguin a pris le 10 décembre jusqu'au 15, s'est arrêté du 15 au 17, et a repris aujourd'hui 20 décembre. Il nous paraît donc que l'on doit rattacher chez cette malade l'écoulement sanguin à des congestions utérines répétées et excitées par les fongosités du col. Faut-il y rattacher ce gonflement érysipélateux qu'elle vient de nous présenter? Nous ne le pensons pas.

Quoi qu'il en soit, c'était bien là un érysipèle *fruste*, c'est-à-dire incomplet, et du reste, ce diagnostic est celui de M. Bernutz, chef du service. Ce gonflement, qui occupait les deux joues, les paupières inférieures et les supérieures, offrait tout à fait cette forme d'érysipèle œdémateux que l'on trouve chez les personnes cachectiques ou profondément anémiées.

Au reste, si l'aménorrhée a été une cause prédisposante chez cette malade, comme il est possible, cetté cause prédisposante n'empêche pas la cause efficiente, je veux dire la contagion, d'avoir agi ; nous avons eu là un érysipèle avorté, à peine dessiné, mais, si léger qu'il ait été, il y a pourtant à noter l'enchaînement de ces érysipèles successifs.

En somme, pour résumer cette série, nous avons trois érysipèles prenant l'un après l'autre, et très-régulièrement, des malades placés les uns à côté des autres, n°s 3, 6, et 8, à Saint-Louis ; la femme du n° 5, évidemment infectée dans cette salle, tombe malade deux jours plus tard, entre à la Pitié dans une salle parfaitement nette d'érysipèles ; le lendemain, une femme avec laquelle elle s'était arrêtée est prise d'érysipèle. Elle-même prend une rechute au bout d'un mois, et sa voisine d'en face présente, trois jours après, cet érysipèle léger.

Ajoutons enfin qu'une autre malade fut prise, dans la même salle, quelques jours après le n° 42, mais je n'ai pu avoir de détails sur ce dernier cas.

Érysipèles du service de M. le professeur Gosselin

Pitié (février-avril 1863).

Avant d'exposer les séries d'érysipèles ou d'affections érysipélateuses que j'ai eu occasion d'observer dans le service de M. Gosselin, je demanderai la permission de dire que pour moi tous ces cas d'érysipèles ne sont pas des exemples de contagion ; la plupart se sont créés dans nos salles (sauf un seul (Pales, n° 57) qui était venu de Sainte-Barbe), mais tous ne m'ont pas paru dériver les uns des autres ; j'indiquerai chemin faisant ceux qui m'ont paru débuter sans pouvoir être positivement rattachés à une cause infectieuse ; ceux où la contagion me paraît probable ; ceux enfin où elle paraît aussi positive que n'importe quelle contagion dans une maladie. J'ajouterai enfin que toutes ces observations ne sont pas non plus des exemples d'érysipèle franc et légitime ; quelques-unes présentent des phlegmons érysipélateux ou diffus ; dans quelques autres, les accidents se sont bornés à des frissons avec adénite accompagnés de rougeur ou d'œdème. Je n'ai pourtant pas voulu les laisser de côté, d'abord parce que les limites de l'érysipèle ne me paraissent pas aussi nettes, il s'en faut de beaucoup, que bien des auteurs le prétendent. Ces limites, au point de vue de la lésion elle-même aussi bien que des symptômes, sont loin d'être faciles à tracer ; et enfin, au point de vue de la cause, il m'a semblé que, si l'érysipèle était contagieux ou infectieux, les mêmes matières organiques, les mêmes poisons morbides formés sur place dans une plaie ou déposés sur cette plaie par l'atmosphère qui les contient, peuvent aussi bien donner lieu à un empoisonnement à forme de lymphangite ou de phlegmon diffus qu'à l'empoisonnement nommé érysipèle. La meilleure preuve que je puisse donner de cette influence des mêmes matières organiques septiques pour donner soit un érysipèle, soit ces divers ensembles morbides, c'est la petite épidémie qui a régné subitement dans notre salle de femmes sous l'influence évidente d'une malade qui infecta toute cette salle.

Remarques sur la 1re série des érysipèles de la Pitié.

(SALLE DES HOMMES.)

(Du 9 au 20 février.)

Dans le courant du mois de janvier 1863, et jusqu'au 9 février, il ne s'était pas présenté de cas d'érysipèle dans le service de M. le professeur Gosselin, à l'hôpital de la Pitié.

Dans le commencement de février, le temps avait été très-humide, très-couvert. Le 9 ou 10 du mois, le temps devint sec et beau, mais froid, avec vent de nord-est. Les 11, 12, 13 et 14, il y eut de la gelée blanche tous les matins, et le temps restait froid et sec toute la journée, malgré un brillant soleil. Ce temps sec et froid en même temps que clair, coïncida avec le commencement de notre épidémie d'érysipèles dans les salles d'hommes.

J'ai noté ces diverses circonstances atmosphériques, non pas que j'attache une grande importance à la température extérieure en fait d'érysipèles, ni surtout que je croie que notre épidémie en ait dépendu le moins du monde, mais à titre de simple renseignement : d'autres en jugeront peut-être autrement.

Le premier cas d'érysipèle qui se montra dans le service fut un jeune homme, placé au n° 55 pour un séquestre de la cuisse avec fistule. On lui avait enlevé l'avant-veille une très-petite portion de son séquestre avec des pinces. Le début fut le 9 février.

On pourra voir, sur le plan que nous joignons à ce travail, que le lit n° 55, est placé dans la petite salle Saint-Louis, et séparé par trois autres lits du n° 51. Or le n° 51 fut pris le troisième jour, 12 février, d'érysipèle du périnée.

Est-ce un cas de contagion réelle? On remarquera que le malade du 51 (Camusat) était atteint d'une énorme gangrène du périnée par infiltration urineuse, qui pouvait parfaitement bien expliquer à elle seule le début de son érysipèle, sans qu'il y ait eu là de contagion. De plus, on avait pris soin d'enlever, dès le premier jour, le 55, et de le placer dans la grande salle Saint-Louis, loin de toute espèce de plaie. Quoi qu'il en soit, il y a toujours à noter ici une coïncidence intéressante.

Nous avons ensuite deux autres malades qui entrent successivement dans ce même lit, n° 51 ; le premier, quelques jours après le 20 février, c'est-à-dire après la mort de Camusat. Ce petit garçon (51 *bis*), qui avait une plaie de la main avec écrasement, fut atteint de lymphangite. Quoiqu'on l'ait fait changer de lit au bout de deux jours, notons que les matelas n'avaient pas été changés, mais seulement exposés à l'air pendant vingt-quatre heures. Je sais bien qu'après une plaie par écrasement des doigts, on peut avoir une lymphangite, et que ce n'est pas rare.

Toutefois, c'est encore là une coïncidence à noter.

Nous voyons enfin dans ce même lit entrer, dans les premiers jours de mars, un troisième malade, atteint d'une plaie de tête : c'est le 51 *ter*. Il est pris le 17 mars d'un érysipèle de la face. Mais une circonstance très-importante à ajouter, c'est que, le 14 mars, était entré dans cette même petite salle Saint-Louis, au n° 57, un garçon de Sainte-Barbe atteint d'un énorme phlegmon érysipélateux de la jambe. Nous le retrouverons à la tête de notre seconde série d'érysipèles. Celui-ci, venu du dehors, a eu très-certainement la plus grande part dans le développement de l'érysipèle de notre n° 51 *ter*, qui se développa le 3e jour après que ces deux malades étaient dans la même salle.

Nous avons donc pour le développement de ce cas, 51 *ter*, deux causes d'infection : d'une part le lit dans lequel il était couché, la place, en un mot, qui était mauvaise; d'autre part le voisinage à six lits de distance de cet érysipèle phlegmoneux très-intense (arrivé du dehors) et auquel nous sommes fort disposé à attribuer le développement de notre seconde épidémie. Quelle que soit celle de ces deux causes qui ait agi, on voit que le 51 *ter* eut un érysipèle de la face très-intense, fort grave, et dont la gravité ne fut nullement en rapport avec celle de la plaie du cuir chevelu, dont il était porteur, et qui était peu de chose par elle-même.

Le 17 février, dans la même petite salle Saint-Louis, au n° 58, se déclare un érysipèle chez un vieillard atteint depuis longtemps d'un panari du pouce avec nécrose.

Nous avons vu qu'en ce moment, le n° 51, Camusat, présentait son énorme gangrène du périnée avec érysipèle, dont il mourut trois jours après dans la même salle.

D'autre part, notre premier érysipèle du n° 55 de la petite salle Saint-Louis avait été transporté le 9 février au n° 44 de la grande salle, où il n'y avait encore eu aucun cas d'érysipèle, de même que dans la petite salle.

En ce moment, 9 février, il n'y avait qu'un très-petit nombre de plaies dans les salles du service. Il n'y avait qu'une grande amputation datant de quinze jours; pas de cancers, ni de larges surfaces suppurantes pouvant donner lieu à une infection, et, suivant M. Gosselin, devenant parfois une cause de production d'érysipèles, comme nous en avons eu la preuve chez les femmes. Depuis une dizaine de jours, nous n'avions eu, en fait d'amputation, que l'ablation du gros orteil droit chez le n° 21 de la grande salle : le n° 35 de la grande salle avait été amputé de la cuisse droite le 24 ou le 25 janvier.

Notre premier érysipèle est donc apporté le 9 février au n° 44 de cette grande salle, qui était parfaitement saine, et dont les fenêtres étaient souvent ouvertes, et l'air fréquemment renouvelé, suivant les préceptes hygiéniques recommandés par M. Gosselin, sans que les malades se soient jamais plaints d'avoir eu froid dans les salles. Le troisième jour, 12 février, un malade placé au n° 41 de la grande salle, et séparé seulement par deux lits du 44 (et porteur d'une fracture de jambe sans consolidation, en même temps que d'une légère écorchure au talon), prend un érysipèle de la jambe avec des symptômes généraux foudroyants de forme adynamique, et meurt en deux jours de temps.

Dès le second jour de l'arrivée du 44, c'est-à-dire le 11 février, nous avons vu le n° 10, premier lit de la grande salle, présenter les premiers symptômes d'un érysipèle qui fut du reste assez bénin. Il avait été opéré la veille d'un varicocèle, et l'érysipèle n'est pas rare à la suite de cette opération; mais cette cause traumatique n'empêche pas la cause contagieuse d'avoir pu agir de son côté, l'une favorisant l'autre.

Pour ce cas, nous restons dans le doute sur l'action de la contagion : les deux lits étaient fort loin l'un de l'autre.

Le 13 février, deux de nos malades, placés dans la grande salle Saint-Louis, sont également pris d'accidents à noter. Le premier, n° 29, est placé tout au fond de la salle; il entra soit le 12 soit le 13 février dans le service et présenta une inflammation du tissu cellulaire sous-cutané d'un bras atteint de plaie contuse : il s'y joignit de la rougeur érysipélateuse.

Je n'ai pas noté les dates de ce cas, et il n'y a pas à en tenir grand compte. Mais le second, n° 35 de la même salle, par conséquent fort près du n° 41 et pas très-loin du n° 44, fut pris ce jour même, 13 février, d'un frisson extrêmement intense.

Il avait été amputé dix-neuf jours auparavant de la cuisse droite, et était en bonne voie vers la guérison. Les jours suivants les frissons se répétèrent, il fut pris de diarrhée et mourut le 22 février.

Dans ce cas, nous avons eu affaire probablement plutôt à de l'infection purulente qu'à de l'érysipèle franc. Mais nous pensons que la présence de ses voisins atteints d'érysipèle ne fut pas indifférente à la production des accidents qui emportèrent ce malade, puisque jusqu'à la venue des érysipèles dans la salle, il présentait toutes les apparences d'un amputé qui se prépare à guérir.

Nous savons bien que l'axiome *post hoc ergo propter hoc*, n'est pas rigoureusement applicable en médecine. Aussi, des cas de ce genre, s'ils étaient seuls, ne suffiraient-ils pas pour entraîner notre conviction en faveur de l'infection des malades les uns par les autres. Il faut voir beaucoup de cas, les comparer, et c'est ainsi que l'on arrive à voir qu'il y a souvent un lien entre les accidents des plaies qui se présentent chez des malades différents.

Enfin, le 23 février, le n° 40 (Laffargue) est pris d'un érysipèle de la jambe qui dura quelques jours. On pourra voir dans l'observation du 44, son voisin, que ce malade avait commencé à présenter la veille de la desquamation sur la cuisse érysipélateuse.

Telle fut notre première série d'érysipèles.

Jusqu'au 15 mars il ne s'en présenta pas de cas nouveau. C'est en ce moment que débuta une seconde série qui fit explosion pour ainsi dire subitement dans nos deux salles d'hommes.

Nous avons encore à noter cette circonstance, que le 10 février il mourut dans le service de M. Empis, à la Pitié, une femme atteinte d'accidents puerpéraux, et que ce médecin distingué remarquait depuis quelques jours, dans ses salles d'accouchements, une série d'accidents, de frissons, chez ses nouvelles accouchées, qui ne laissèrent pas de l'inquiéter.

Le 20 février, on mit dans une petite salle de son service où on n'avait pas observé d'accidents puerpéraux, une femme qui en était atteinte : le 21 une autre femme fut prise dans la même salle.

Nous indiquons ces faits à titre de renseignements, sans vouloir entrer aucunement dans une discussion sur les accidents puerpéraux.

Le 12 février un de nos amis, demeurant rue Cuvier, auprès de la Pitié, présenta des frissons graves et une adénite inguinale intense à la suite d'une petite écorchure au pied. Il n'eut pas d'autres accidents.

Ce fait est encore peut-être un renseignement pour les personnes qui s'attacheraient à l'épidémicité simple.

Enfin, le 20 février, nous avons noté qu'il n'y avait plus que deux érysipèles dans la salle des hommes, le 14 et le 58, tous deux presque guéris. Un seul, le 40, fut pris le 23 février, sans qu'aucun nouveau cas parût jusqu'au 15 mars, jour où l'érysipèle fut rapporté dans nos salles par le n° 57.

Les érysipèles, et en particulier ce dernier cas, du n° 40, s'éteignirent un à un, sans donner lieu à de nouveaux cas, et cela parce que M. Gosselin prit soin de se refuser à faire aucune espèce d'opération dans son service. Il n'y avait à peu près plus de plaies, il ne se fit plus d'empoisonnement érysipélateux.

OBSERVATIONS — 1re série (service de M. Gosselin).

(Hôpital de la Pitié.)

Nécrose du fémur — Fistule. — Enlèvement d'un séquestre. — Érysipèle.

N° 55, puis 44 (du 9 février 1863, au 22 février.)

Un jeune homme, placé au n° 55 ou 54 de la petite salle des hommes (petite salle Saint-Louis), a été opéré avant-hier d'un séquestre de la cuisse; l'opération a consisté à enlever avec des pinces quelques débris de séquestre provenant de la partie inférieure du fémur : on n'a pas employé le bistouri, il n'y a pas eu d'écoulement sanguin abondant.

Aujourd'hui, 9 février, on lui trouve les symptômes initiaux d'un érysipèle : frisson pendant la nuit, inappétence, soif et rougeur diffuse autour de la plaie.

Comme il n'y a pas en ce moment d'autres érysipèles dans la petite salle, on l'enlève immédiatement et on le transporte dans la grande salle des hommes (grande salle Saint-Louis), au n° 44, de crainte que son érysipèle ne se communique au n° 51, Camusat, son voisin (séparé de lui par trois lits), qui est atteint d'une gangrène profonde du périnée, suite d'infiltration urineuse, et qui se trouve déjà dans un état fort grave. Disons tout de suite que l'érysipèle de ce jeune homme fut bénin, quoique étendu à toute la cuisse.

20 février. Il allait mieux hier, il a eu le soir un petit frisson, et présente aujourd'hui une nouvelle poussée de plaques érysipélateuses sur la face externe de la cuisse droite, sans grande fièvre.

22 février. Aujourd'hui il va mieux, la cuisse se desquame et notre malade paraît être en pleine voie de guérison : la cuisse qui avait été couverte par l'érysipèle, se desquama à ce moment sur une vaste étendue.

Ce fut notre premier érysipèle. Il fut spontané (au moins à notre connaissance) en ce sens qu'il n'y en avait pas d'autres avant lui dans la salle. On ne peut guère l'attribuer qu'à la stagnation du pus, quoiqu'il y en eût fort peu dans la plaie, à moins qu'il n'ait été infecté lui-même par le 51, Camusat.

Gangrène du périnée. Erysipèle. Mort. — Camusat, 43 ans (petite salle Saint-Louis, n° 51).

Du 12 au 20 février, nous avons vu que l'on avait retiré le n° 55 de la petite salle pour le transporter au 44 de la grande, et cela pour éviter la possibilité d'une transmission de son érysipèle au n° 51. Il n'y a donc eu que quelques heures de séjour simultané de ces deux malades à quelques mètres de distance. Cependant, aujourd'hui 12 (3e jour d'incubation), le n° 51 présente autour de sa gangrène du périnée un *érysipèle au début.*

Il était arrivé à l'hôpital avec une infiltration urineuse énorme, s'accompagnant déjà d'une gangrène très-étendue du périnée. Cependant, ce malade, très-vigoureux, ne paraissait pas très-abattu, malgré cette énorme lésion. Il n'avait pas de délire; la fièvre était assez modérée; il répondait très-nettement aux questions. Mais il fut bientôt pris de diarrhée, et s'affaiblit rapidement, même avant le jour où il présenta les premiers symptômes de son érysipèle.

Toutefois on ne le considérait pas encore comme ayant perdu toute espèce de chance de guérison.

A partir du 12, l'érysipèle marche : les symptômes généraux s'aggravent, il vomit dans la nuit du 19 au 20, il rend une assez grande quantité de sang mélangé avec son urine.

20 février. Le délire augmente, et il meurt le 20 au matin, sans avoir vomi de nouveau.

On ne peut pas le considérer tout à fait comme victime de l'érysipèle; il était déjà dangereusement malade. Mais l'érysipèle lui a porté le dernier coup.

Plaie de la main. Lymphangite. (N° 51 *bis.*)

Nous avons vu que le lit 51 avait été occupé par un homme atteint d'une gangrène profonde du périnée, et qui succomba à une complication d'érysipèle le 20 février. Les matelas n'avaient pas été changés; on leur avait seulement fait prendre l'air pendant vingt-quatre heures. Quelques jours après, on reçut dans le même lit un petit garçon atteint d'une plaie de la main avec écrasement et arrachement, et auquel on fut obligé d'amputer un doigt.

Mars. Au bout de deux jours, on le fit changer de lit, toujours pour éviter la contagion; cependant il fut atteint de lymphangite; elle ne s'aggrava pas, et il partit guéri à Vincennes dans le milieu de mars.

Plaie de tête. Érysipèle. (N° 51 *ter.*)

Du 17 mars au 8 avril. Un troisième malade, placé dans le même lit depuis quelques jours, et atteint d'une plaie de tête n'intéressant que le cuir chevelu, présente aujourd'hui les premières atteintes d'un érysipèle de la face, après un léger frisson. Nous avons vu qu'au lit 57 est entré, le 14, un garçon de Sainte-Barbe, atteint d'un phlegmon érysipélateux de la jambe.

19 mars. Son érysipèle est très-prononcé. Si nous ne considérons pas comme un véritable érysipèle la lymphangite du précédent, on peut attribuer celui-ci au lit. De plus, il était entré depuis quelques jours dans la même salle un nommé P....., au n° 57, atteint d'un phlegmon érysipélateux de la jambe.

Le 20. La face est très-vultueuse, couverte de phlyctènes, d'un volume énorme. Il refuse tout aliment, excepté du bouillon. Cependant il comprend encore les questions, n'a pas de délire intense pendant la nuit et ne pousse pas de cris.

Le 21. Pouls petit, filiforme, fréquent; langue sèche; dents fuligineuses; un peu de délire hier soir; il a voulu se lever; pas de dévoiement ni d'incontinence d'urine.

Le 22. Il reste étendu sur le dos, avec la face bouffie, noire, comme dans une variole grave; diarrhée très-forte; il ne boit plus; délire nocturne; le jour, de la somnolence; ventre ballonné; taches typhoïdiques; plaques sur l'épaule et le bras.

Le 23. Il va un peu mieux; la face est moins noire, moins tendue; le ventre est encore ballonné; il comprend un peu ce qu'on lui dit; il n'y a plus de délire; la fièvre a diminué; quelques symptômes typhoïdes persistent encore : gargouillements et ballonnement du ventre, mais l'œil est bon; il boit un peu de rhum coupé; une desquamyation considérable commence à se montrer sur la face.

Le 25. Le danger a complètement disparu; le malade se lève seul et sort même un instant de la salle, malgré la défense du médecin; il commence à manger.

1er avril. Deux portions.

Le 8. La desquamation est achevée; le malade sort guéri.

Ce malade avait présenté, au moment de la période d'état de son érysipèle, des symptômes généraux tellement prononcés, symptômes d'apparence typhoïde, que, sans la lésion de la face, on aurait pu croire à l'existence d'une dothiénentérie.

Panaris. Erysipèle. (N° 58.)

Cet homme, déjà vieux, est porteur depuis longtemps d'un panaris du pouce droit, comprenant toutes les parties molles, affectant le doigt tout entier et ayant amené une nécrose de l'os.

Le 17 février, il est pris de vomissements.

Le 18, une traînée rouge se montre à la face antérieure de l'avant-bras; il n'y a pas eu de frisson.

Le 19. La lymphite se présente ici sous la forme d'une traînée nettement dessinée, d'un rouge violacé, presque lie de vin; les ganglions épitrochléens ne sont ni gros, ni douloureux, non plus que les axillaires; la main droite offre une large plaque palmaire d'érysipèle offrant la forme de lymphangite; l'appétit est nul, la langue blanche; les vomissements ne se sont pas reproduits.

Le 21. La fièvre est intense; la main est rouge, très-enflée; tout l'avant-bras est couvert de plaques érysipélateuses; pas de délire.

Guérit le 25 février.

Varicocèle opéré. Érysipèle. (N° 10.)

Le 11 février, dans la journée, le n° 10 de la grande salle, P. ..., qui a été opéré hier de varicocèle présente un seul frisson assez intense.

Le 12, dans la soirée, il présente de nouveau un frisson, mais très-léger et peu prolongé.

Le 13, pas de fièvre, 90 pulsations, pas de douleurs dans la région inguinale, langue bonne, pas de rougeurs du scrotum.

Le 14, légère rougeur érysipélateuse du scrotum, avec empâtement et gonflement; pas de fièvre véritable.

Le 16, desquamation très-marquée de tout le scrotum, qui reste encore empâté et gonflé; il n'a plus de fièvre.

Le 21, complétement guéri.

Le 26, exeat. Il reste encore de l'induration sur le trajet de son varicocèle.

Amputé de la cuisse, érysipèle ; mort. (N° 35.)

Le 13 février, le n° 35 de la grande salle, D....., 30 ans, ajusteur, amputé de cuisse depuis dix-neuf jours, éprouve, vers cinq heures du soir, un vif sentiment de froid : est-ce un frisson ? Pendant la nuit, fièvre. Jusque-là il avait été parfaitement.

L'érysipèle le plus près de lui est le n° 41, qui a eu son premier frisson le 11 février, c'est-à-dire avant-hier : situé à six lits de distance.

Le 14. Il a eu un second frisson ce matin, cependant il a mangé un peu. A la visite, facies un peu altéré, pouls à 120. Le moignon n'a pas mauvais aspect ; seulement le gros bourgeon charnu qui sort de l'intérieur de l'os est blanchâtre, sec et moins nettement granuleux que les jours précédents.

Est-ce de l'infection purulente, de l'érysipèle, ou un peu de fièvre nerveuse des opérés ? telles sont les questions qui s'offrent à nous aujourd'hui.

Il est au dix-neuvième jour, c'est-à-dire dans les limites de l'infection purulente ; mais ici le frisson a été moindre, sans claquement de dents ; son lit n'a pas tremblé. Mais ce dessèchement d'une portion de la plaie est mauvais signe (signe d'infection purulente). Toutefois il n'y a pas encore vingt-quatre heures depuis le premier frisson, et les plaques rouges d'érysipèle peuvent encore venir. Cependant dans l'érysipèle il n'y a presque jamais plus d'un seul frisson, excepté dans les cas où l'érysipèle prend la forme d'infection purulente : ce serait donc un érysipèle de cette forme ; seulement notre malade n'a pas présenté de fièvre entre ces deux frissons, tandis que dans l'érysipèle il n'y a pas une intermittence aussi nette ; on reste malade dans l'intervalle des frissons.

Le 15. Pendant la visite, il est encore pris d'un troisième frisson assez prolongé.

Le 17. Il est pris de diarrhée (quatre selles) et encore un frisson dans la journée (diascordium) ; le soir, encore un peu de fièvre.

Le 18. La plaie n'a pas très-mauvais aspect ; les bourgeons sont assez nets, mais la suppuration est un peu plus ténue, plus liquide que précédemment ; le bourgeon médullaire est recouvert d'une légère couche de pulpe grisâtre. — 8 grammes de sous-nitrate de bismuth.

Le 20. Vomissements répétés ; frisson hier dans la journée, diarrhée noire. Il devient pâle, have, s'affaiblit beaucoup.

Le 22. Mort le matin.

Plaie du bras. (N° 29.)

Le 13 février, il arrive à l'hôpital un homme avec une plaie du bras.

Il se déclare une inflammation du tissu cellulaire sous-cutané du membre, de forme un peu érysipélateuse, avec rougeur cutanée diffuse, mais sans fièvre sérieuse.

Le 18. Va bien, pas de fièvre, pas de ganglions épitrochléens ni axillaires.

Il n'eut pas de lymphangite, cela resta diffus, et il guérit en quelques jours.

Écorchure au talon, érysipèle; mort. (N° 41.)

Il y a trois jours, le 9 février, on a transporté le n° 5 de la petite salle dans la grande, au n° 44, où il n'y avait pas non plus d'érysipèle.

Le 11, le 41 a frisson, fièvre, malaise général.

Aujourd'hui 12, le n° 41 de la grande salle, situé à trois lits de distance de notre premier érysipélateux, présente les premiers symptômes d'un érysipèle de la jambe. Ce malade est porteur d'une fracture de la jambe mal consolidée, accompagnée d'une arthrite du genou; il présente une écorchure au talon de la même jambe, suite d'un séjour au lit trop prolongé. Il a le pouls petit, faible; l'érysipèle de la jambe est déjà fort étendu, pâle et a marché avec une *extrême rapidité* du talon au genou. Ce premier phénomène, joint à ce qu'il s'agit ici d'un sujet extrêmement débililité, fait porter dès l'abord un diagnostic très-grave.

En effet, le lendemain 13, nous le trouvons dans une prostration extrême, la face d'une pâleur presque cadavérique, avec disparition complète du pouls radial des deux côtés. On sent facilement le pouls des temporales et des fémorales, ce qui fait supposer qu'il y avait quelques coagulations vers le cœur ou les artères sous-clavières. L'érysipèle, pâle, mal limité, couvre la cuisse.

Le 14, il meurt dans l'adynamie.

Il n'a présenté pendant ces trois jours ni diarrhée, ni sécheresse de langue, ni délire, rien d'autre qu'une adynamie profonde.

L'autopsie faite n'a pas donné les résultats positifs auxquels nous nous attendions du côté du cœur. Nous avons ouvert toutes les grandes artères sans trouver aucune coagulation qui pût expliquer la disparition du pouls radial. Au cœur, il n'y avait que quelques caillots *post mortem*.

La suppression du pouls radial nous paraît donc avoir tenu ici à un phénomène nerveux dépendant de l'adynamie remarquable à laquelle il a succombé dans un temps très-court; car on ne meurt généralement pas en trois jours de temps d'un érysipèle.

Au reste, la résistance, l'énergie vitale, étaient ici bien faibles; car sa fracture datait de trois mois, et nous n'avons trouvé qu'un peu de cal fibreux interfragmentaire. Tout ceci explique : 1° pourquoi il a été pris, quoique la cause d'infection fût assez peu intense; 2° pourquoi il a succombé aussi vite et avec cette adynamie.

N° 6, petite salle.

14 février. Porteur d'une inflammation considérable du genou après ouverture de la bourse séreuse antérotulienne, mais sans érysipèle.

Pansé *préventivement*, le même jour, par notre ami et collègue M. Chalvey avec poudre de charbon et quinquina.

Pas d'érysipèle.

N° 40.

Le 23 février, L...., 28 ans, est pris d'érysipèle de la jambe; ça débute par quelques plaques rouges et des traînées.

Le 27. Desquamation de la jambe; la jambe est encore blanche, empâtée; un peu de fièvre, délire cette nuit, inappétence.

Il guérit.

Remarques sur la 2e série d'érysipèles.

(SALLES DES HOMMES.)

(Du 15 mars au 12 avril.)

Nous avons vu s'éteindre peu à peu sous nos yeux une première série d'érysipèles, faute d'un terrain propre à recevoir la contagion (ou l'infection, comme on voudra) puisqu'il n'y avait plus de plaies dans nos deux salles d'hommes vers le 20 février, grâce à la prudence du chef de service.

Les deux salles étaient donc restées complétement sans érysipèles (excepté le n° 40 dont nous croyons avoir saisi la cause, et qui n'en amena pas d'autre), jusqu'au 15 mars, lorsque ce jour, arrive dans le service le nommé Pales, garçon de Sainte-Barbe, que l'on met au n° 57, dans la petite salle Saint-Louis.

Il s'était développé chez ce malade, à partir du 11 mars, à Sainte-Barbe, un phlegmon diffus de la jambe, bientôt accompagné de traînées rouges, puis de plaques diffuses d'érysipèle, qui persistaient encore le 23 mars.

Il entra donc le 15 mars. Deux jours après, le n° 51 *ter*, placé dans la même salle, est pris des premiers symptômes de l'érysipèle. C'était le 17 mars.

Jeudi 19 mars, un autre garçon de Sainte-Barbe vient voir son camarade du n° 57, s'en retourne chez lui et est pris d'érysipèle le troisième jour. Et puis, éclatent en trois jours de temps, *neuf* autres cas d'érysipèle dans nos salles : ce sont d'abord les nos 56 et 59, placés tout à fait à proximité de ce malade du n° 57 : le premier tombe malade le 18 mars, le second est pris le lendemain. En même temps, dans la grande salle, nous voyons les nos 23, 43, être pris également le 18 mars. Deux jours après, 20 mars, ce sont les nos 19, 45 et 50 qui sont pris à leur tour ; le 21 mars, c'est le 40 qui tombe malade ; le 22 mars, c'est le n° 38, son voisin ; puis, un petit intervalle : le 29 mars, nouvelle éclosion d'érysipèles : les nos 22, 31, sont pris ; le lendemain, ce sont les nos 30, 32, 34, 49.

Enfin, le 4 avril, les nos 37 et 48 sont pris, et le n° 47, pris le 12 avril, clôt cette série, que je n'ai pas pu suivre plus longtemps, étant tombé moi-même malade le 15 avril.

Est-il possible de voir, dans cette série de faits, du hasard, et rien que du hasard ? Pour mon compte, il m'est absolument impossible d'envisager les choses de cette façon.

Y a-t-il eu dans ces cas une simple épidémie d'érysipèles, c'est-à-dire une cause générale résidant dans l'atmosphère, et qui aurait amené le développement de chacun de ces cas, en particulier, sans qu'un lien, c'est-à-dire la contagion, les rattache les uns aux autres. C'est encore une chose que nous ne pouvons croire : s'il s'agit d'un simple changement de l'atmosphère, pourquoi les salles de M. Richet, situées précisément au-dessus et à côté des nôtres, n'ont-elles pas présenté la même épidémie d'érysipèles ?

Pourquoi cette épidémie a-t-elle éclaté dans nos salles précisément deux jours après l'arrivée de ce malade ? Il ne s'agit donc pas là d'une cause générale morbide, d'une constitution médicale qui aurait envahi à la fois tout un quartier, toute une population. Eût-il existé dans ce même temps une épidémie aussi intense que l'on voudra, d'érysipèles dans le quartier, ou dans l'hôpital, que nous n'en persisterions pas moins à croire que, dans ces faits, outre le génie épidémique, il y a eu une cause tout à fait spéciale à nos salles, et que cette cause ne peut être autre que l'arrivée de ce malade du n° 57, qui les a infectées.

Et d'abord, pour le cas de son camarade de Sainte-Barbe, et pour les nos 51 *ter*, 56 et 59, placés dans la même petite salle Saint-Louis, la chose ne nous paraît pas douteuse et nous croyons qu'elle ne paraîtra douteuse à aucun esprit non prévenu. S'il s'agissait de cas de variole ou de scarlatine, il est évident que l'on regarderait ces faits comme des preuves de la contagion ; or, parce qu'il s'agit d'érysipèles, nous ne voyons pas pourquoi les faits seraient moins probants.

Mais, dira-t-on, comment se fait-il que la contagion ou l'infection se montre en même temps dans la grande salle, chez toute cette série de malades qui n'avaient aucun rapport avec le n° 57 ? Nous avouerons que la chose est plus difficile à expliquer; toutefois, notons ceci : la visite commençait toujours par la petite salle; les mêmes élèves passaient constamment de l'une dans l'autre, de même que les personnes du service. Il est donc loisible d'admettre que la contagion à pu se transmettre, dans ce cas, soit par les vêtements, soit par les mains qui pansaient alternativement les différentes plaies.

Quoi qu'il en soit de cette explication, les faits se sont passés exactement de la façon que j'indique, et si l'on ne veut pas voir là de la contagion, il faut au moins avouer que le hasard a été bien habile.

On verra, dans les observations, que ces érysipèles, à part quelques cas fort légers, où l'érysipèle resta fruste et où l'on peut discuter le mot érysipèle, furent en général graves : il y eut trois morts, dont l'un avec des symptômes typhoïdes, et les deux autres avec une adynamie considérable dès le début.

OBSERVATIONS — 2e série 1863.

Hôpital de la Pitié, salles Saint-Louis, etc.

N° 57. Grande salle Saint-Louis. — Pales, garçon à Sainte-Barbe, entré le 15 mars.

15 mars. C'est à ce malade que nous attribuons en grande partie l'origine de cette seconde épidémie. Nous avons vu que le dernier érysipèle de la première série avait débuté le 23 février (n° 40 des hommes), au reste bénin, et qu'il

ne s'en était pas présenté de nouveau cas jusqu'au 15 mars, jour de l'entrée de celui-ci.

Arrive le n° 57. Cet homme était porteur d'un abcès développé autour d'une engelure négligée : il se développa chez lui, à Sainte-Barbe, un phlegmon érysipélateux de la jambe, dont le début paraît avoir remonté au 11 mars. Malgré une incision faite sur cette tuméfaction phlegmoneuse, le mal empira, et il entra à l'hôpital le 15. Il eut d'abord des plaies rouges sur la partie externe de la jambe, c'est-à-dire de la lymphagite érysipélateuse, et fut pris dès le début d'accidents généraux assez intenses.

Le 19. La jambe est tout entière le siége d'une tuméfaction énorme, d'un rouge érysipélateux très-intense, et l'état général assez grave, quoique sans symptômes typhoïdes aujourd'hui : le malade est fort déprimé, abattu, et paraît en danger assez sérieux par l'intensité même de la lésion, quoique sans délire proprement dit et en l'absence de toute complication jusqu'ici.

Le 21. Hier soir, frisson et fièvre. Ce matin la fièvre est modérée; il paraît y avoir un peu de mieux.

Le 23. Son érysipèle phlegmoneux de la jambe est toujours à la période d'état; il y a encore des plaques rouges à la surface du membre, très-tuméfié, mais l'état général s'amende : il n'y a toujours pas de délire, ni de dévoiement. Donc pas d'état typhoïde ; c'est un érysipèle franc. Il paraît devoir s'arranger.

Le 25. Le malade se plaint encore d'insomnie. Son érysipèle commence à se desquamer et diminue notablement : le gonflement est bien moindre, les plaques ont disparu. Cependant la fièvre persiste, ce qui fait supposer qu'il se fait peut-être un foyer purulent dans l'épaisseur des parties molles de la jambe. La langue n'est pas mauvaise; ni délire ni diarrhée.

1er avril. Même état. Quelques frissons de temps en temps; peau chaude et un peu sèche; un peu de fièvre continuelle; pas de vomissements, pas de délire; langue bonne, malgré tout; phlegmon dans le même état, diminuant un peu lentement.

Le 6. Guéri de son érysipèle.

Erysipèle pris sur le 57. Trois jours d'incubation.

57 *bis*. Un domestique de l'établissement de Sainte-Barbe vint voir, *jeudi 19 mars*, dans l'après-midi, son camarade, que nous avons vu placé au n° 57, et atteint d'un phlegmon érysipélateux de la jambe. Cet érysipèle datait de 8 jours, ayant commencé le 11 mars, et à ce moment la jambe était le siége d'une tumé-

faction énorme : l'érysipèle y était en pleine période d'état, la desquamation ne commença que cinq jours plus tard.

Le visiteur resta une heure ou deux à causer avec ce malade, qui n'avait pas de délire et qui pouvait encore comprendre ce qu'on lui disait, malgré sa faiblesse.

Le dimanche soir 22 mars, c'est-à-dire vers la fin du troisième jour, cet homme se sent pris de frisson et se met au lit.

Le lendemain, B..... constate chez lui un commencement d'érysipèle de la face, débutant par l'oreille. Cet érysipèle fut légitime et guérit en une dizaine de jours.

Peut-on dire que le premier avait déjà pris son érysipèle à Sainte-Barbe et qu'il y avait donc là un foyer d'infection? nous ne le pensons pas. Il n'y en aurait pas moins à noter ces trois jours d'intervalle. Il n'y eut pas d'autre érysipèle à Sainte-Barbe.

Brûlure du bras. Érysipèle (N° 56.)

18 mars. Le n° 56 est pris dans la journée de frissons, de céphalalgie non accompagnée de vomissements.

Le 20. Une large plaque rouge se dessine sur l'épaule droite, autour d'une brûlure de la partie supérieure du bras. Notons que ce fait d'une brûlure suivie d'érysipèle n'est pas commun. Ce matin, le malade a une fièvre modérée. La langue n'est pas grillée, l'aspect général est bon : l'érysipèle paraît devoir être légitime.

Le 21. Un peu de frisson la nuit dernière. Ce matin il y a de la fièvre, mais l'érysipèle se limite. Guéri au bout de quelques jours.

Nous avons vu que son voisin, le 57, présentait en ce moment même un énorme érysipèle phlegmoneux de la jambe en pleine activité.

(N° 59.)

19 mars. Le n° 59 est pris de fièvre le 19 mars, et le 20, nous lui trouvons les ganglions de la partie droite du cou gonflés et douloureux, sans apparition de traînées ou de plaques ; c'est à peine un érysipèle ébauché.

Le 21. Persistance de l'adénite parotidienne; céphalalgie, fièvre.

Le 23. La fièvre a disparu, mais les ganglions du cou restent tuméfiés.

Il guérit peu de jours après.

(N° 23)

Henri M....., charron, ouvrier allemand, entré dans le service pour une plaie de tête avec décollement depuis quelques jours.

18 mars. Il paraît aujourd'hui présenter les prodromes d'un érysipèle. Il a eu un léger frisson et de la fièvre hier soir; la fièvre continue.

Le 21. Ce matin on lui trouve de la fièvre et de l'adénite parotidienne; une teinte rougeâtre se prononce au-dessus des tempes; hier soir, encore un frisson, mais pas de grand frisson.

Le 22. Quelques plaques d'érysipèle très-pâle se montrent sur les tempes; la face est très-pâle; il n'y a pas de délire; le malade se plaint d'avoir éprouvé des battements de cœur cette nuit.

Il y a de l'empâtement dans la région cervicale, surtout à droite, et l'adénite est bien marquée; la langue est blanche; pouls à environ 110, large, un peu mou et dépressible.

Le 24. L'état général est assez satisfaisant; la face est devenue un peu plus colorée; son érysipèle n'a plus l'air d'un œdème et n'a plus cet aspect pâle tout particulier qu'il offrait avant-hier; il n'y a pas encore de desquamation.

Jusqu'ici il y a eu un délire à peu près constant, mais délire modéré et tranquille; il n'y a pas eu de symptômes typhoïdes.

Le 25. Il va à la garde-robe; le délire continue à peu près pareil; la face et le cuir chevelu sont le siége d'un gonflement considérable.

Le 30. Il est en pleine voie de guérison; la face est en desquamation, le nez est devenu encore tuméfié. Le n° 22, son voisin, a été pris hier de frisson. Il eut un érysipèle sur une brûlure de jambe (voir l'observation). Il est pris le huitième jour de l'érysipèle du 23, si c'est de la contagion.

1er avril. Il a faim; pas de fièvre; le nez se desquame à son tour : ça avait été une petite poussée secondaire.

Le 4. Aujourd'hui il paraît avoir pris une broncho-pneumonie. Sans doute quelque refroidissement, quelque imprudence. Son érysipèle de la face est complétement terminé.

Le 6. Le délire est revenu, mais violent cette fois, et augmente de plus en plus; râle sous-crépitant dans les deux poumons, surtout à droite en arrière. (On le considère comme alcoolique. Hier, 10 gouttes laudanum : aujourd'hui, 20 gouttes en deux fois.) Ce matin il y a carphologie, perte de connaissance absolue, délire demi-agité, face pâle; pouls irrégulier, un peu faible.

Le 8. On a continué le laudanum; son délire est plus tranquille; 92 pulsations, le nez est redevenu un peu rouge; l'œil est meilleur; il comprend un peu quand on lui parle.

Le 13. Guéri. Langue nettoyée, pouls bon.

Les accidents du poumon étaient-ils une poussée érysipélateuse?

Les voisins, 24 et 25, pour qui l'on craignait, n'avaient heureusement pas de plaies, et ne furent pas malades.

N° 43. — *Plaie de la face.*

18 mars. L..... est pris d'un érysipèle de la face commençant autour d'une plaie de la joue droite; on le purge.

Le 19. Aujourd'hui l'érysipèle a envahi une partie du cuir chevelu, et s'étend sur la partie supérieure de la face, occupant les paupières. Il n'a qu'un délire léger, peut-être un alcoolique; il conserve de la connaissance, n'a pas de grande prostration; il ressent le besoin d'aller à la selle. C'est l'érysipèle franchement inflammatoire de M. Velpeau, le légitime, qui guérit bien habituellement et vite.

Le malade a vomi plusieurs fois et assez abondamment; œdème de la face.

Il n'y a pas à proximité de son lit de malade atteint de plaie, excepté un phlegmon développé autour d'ulcères de la jambe et le n° 50.

Nous avons vu que le 51 *ter* était pris depuis le 17, c'est-à-dire la veille.

Notons qu'en ce moment le n° 50 a une plaie du coude en voie de résolution: on lui avait ouvert largement et crucialement la bourse séreuse du coude pour une inflammation avec suppuration qu'elle présentait. Nous verrons qu'il eut un érysipèle à partir du 20 mars.

Le 21. La fièvre a un peu diminué; la langue est sèche, rugueuse; le gonflement est un peu moindre, le facies meilleur.

Le 22. Il va mieux, la desquamation se montre déjà sur la face, la langue redevient nette, pas de fièvre, l'œdème de la face diminue.

Le 27. Va bien, desquamation scarlatinoïde de la face; la langue reste encore un peu noirâtre et fuligineuse, mais les symptômes généraux ont cessé; pas de diarrhée. Il est hors d'affaire.

1er avril. Va bien, son érysipèle se desquame par grandes plaques; un abcès s'est formé avant-hier à la région claviculaire gauche.

La fièvre a bien diminué, mais la langue reste noire; malgré un vomitif qui lui a été administré, il est encore constipé.

Le 2. Le côté droit de la face est tuméfié de nouveau; c'est un érysipèle de retour.

Le 3. La poussée érysipélateuse se montre à gauche ; le côté droit de la face a déjà diminué ; un peu de fièvre, inappétence, pas de délire.

Le 6. Il y a eu du délire les jours précédents, aujourd'hui il y en a moins ; il boit bien, n'a guère d'appétit. Le soir, fièvre ; la langue est encore sèche, noire, fuligineuse.

Le 8. En voie de guérison.

Le 10. État général très-bon, une petite eschare au sacrum.

N° 19. — *Vésicatoire ; érysipèle, arthrite du genou ; mort.*

20 mars. Ce malade est porteur d'une arthrite du genou avec épanchement paraissant dater de quelques semaines ; on lui a appliqué un vésicatoire sur la région malade.

Dans la journée, il est pris d'un frisson, suivi de sueur abondante.

Le 21, il offre déjà quelques prodromes d'érysipèle, céphalalgie, soif, fièvre ; les ganglions inguinaux sont douloureux et tuméfiés ; il n'y a pas encore de plaques rouges.

Le 22. Une plaque d'érysipèle plat, c'est-à-dire une plaque rouge vif, très-nettement dessinée, sans tuméfaction de la peau bien apparente, et offrant un aspect de sécheresse marqué, comparé au luisant de l'érysipèle ordinaire, se montre à la partie inférieure de la cuisse, partant du vésicatoire et montant vers la région supérieure de la cuisse ; c'est l'érysipèle dit *lichénoïde*. Les ganglions sont très-douloureux.

M. Gosselin, dans une leçon faite le 24 mai, considère ce cas comme fort grave. Quand un érysipèle se développe autour d'un vésicatoire, cela indique toujours une mauvaise constitution de la salle. On ne voit ce phénomène arriver que dans les épidémies fort graves ; « nous l'avons remarqué dans les épidémies intenses de Beaujon et de Cochin ; » de plus, ces cas-là sont généralement mauvais, et il faut pour cela que le malade soit au préalable plus ou moins débilité.

Ce malade ne présenta jamais ni diphthérite ni gangrène.

Le 23. Il est pris d'une douleur extrêmement vive dans le *coude* gauche, et on lui trouve, le 24, un gonflement considérable de cette région, accompagné de chaleur vive et de douleurs atroces spontanées que la pression exaspère encore. C'est une arthrite subaiguë du coude, arthrite purulente, fait qui n'est pas très-rare dans les érysipèles, mais qui est très-grave, parce qu'il indique un empoisonnement profond de l'économie.

Ce malade ne présentait pas encore à ce moment de symptômes typhoïdes, mais le pronostic n'en était pas moins bien sérieux par suite de ces diverses considérations.

Le 25. Aujourd'hui le pouls offre 110 pulsations; il est sec, vibrant, sans être dur; la fièvre est nette; cependant il n'y a pas très-grande chaleur à la peau, mais la peau est très-sèche; les pommettes sont un peu rouges; la douleur du coude gauche a encore augmenté, ainsi que le sentiment de chaleur dans le bras. Le gonflement du bras et de l'épaule est considérable.

Le 27. Il va un peu mieux, les accidents généraux ont diminué sensiblement. La fièvre est modérée aujourd'hui, la langue meilleure, l'œil moins terne, mais l'arthrite du coude tend évidemment à la suppuration.

Le 30. Depuis deux jours tout a repris une marche funeste, et ce matin, à la visite, il devient manifeste que cet homme va mourir; le pouls est petit, irrégulier; la respiration suspirieuse, les yeux éteints; la bouche est entr'ouverte, fuligineuse, noire; il y a des soubresauts des tendons. Il pousse quelques plaintes inarticulées; la perte de connaissance est presque absolue.

Il meurt à une heure de l'après-midi.

N° 40. *Drainage; érysipèle typhoïde adynamique. Mort.*

Un jeune élève en pharmacie est placé au n° 40 du service, où il est entré pour un abcès froid de la jambe. Ce jeune homme était dans les plus mauvaises conditions physiques et morales; il était tombé dans le plus extrême dénûment, avait même été injustement accusé de vol, et relâché il s'était trouvé sans ressources, découragé, malade, et forcé d'entrer à l'hôpital. On dut le drainer dans le service pour un abcès froid qu'il portait. Au bout de quelques jours, les 20 et 21 mars, on s'aperçut qu'il y avait à la jambe des traînées et des plaques d'érysipèle un peu pâle, sans grand gonflement. En même temps, de graves symptômes étaient survenus; cet érysipèle se présentait dès l'abord sous une forme typhoïde des plus graves, le délire était continu, et la perte de connaissance absolue dès le deuxième jour; le malade vomissait fréquemment, et éprouvait une répugnance machinale non-seulement à manger, mais même à boire; on avait en vain essayé de lui faire prendre un peu de rhum pour le remonter; l'atonie était complète.

Il mourut le 26 mars, cinquième ou sixième jour du début, sans délire furieux, mais peu à peu, doucement, s'éteignant dans l'adynamie la plus absolue.

N° 50.

Ouverture de la bourse séreuse du bras; phlegmon subchronique du bras, érysipèle.

Un homme, placé au n° 50, était entré pour inflammation de la bourse séreuse du coude, dans les premiers jours de mars. On ouvrit largement la bourse abcédée, on pansa à plat. Il n'y eut pas d'accidents particuliers à noter; il resta seulement un peu de tuméfaction douloureuse de la partie postérieure du bras, avec adénite des ganglions épitrochléens qui étaient placés très-haut chez ce malade, à la hauteur du triceps. Il semblait qu'il y eût un peu de phlegmon chronique occupant la partie postérieure du bras, probablement les lymphatiques, les ganglions et le muscle lui-même; mais pas d'accidents généraux, pas de fièvre.

20 mars. Le bras est un peu plus rouge qu'il ne devrait être.

Le 22. A quatre heures du soir, un frisson se déclare, suivi de fièvre.

Le 23. La fièvre a augmenté, le bras est enflé, douloureux; la peau d'un rouge érysipélateux. Il a eu cette nuit des nausées, de la fièvre avec céphalalgie, de la soif, outre son frissson : tous symptômes d'érysipèle. Ce matin la langue est pâteuse, mais non pas noire. Il se sent très-fatigué. Le pouls est petit, faible, dépressible : c'est la forme atonique. Le délire a été violent cette nuit : il a même eu un violent accès de fureur. Il paraît y avoir un peu d'alcoolisme dans ses antécédents.

Le 25. Toujours de même; subdelirium. Le bras a encore augmenté de volume

1er avril. L'érysipèle est resté légitime, sans complications. Le délire a disparu peu à peu, quoique ce fut un érysipèle phlegmoneux. Le malade se sent mieux aujourd'hui.

Le 6. Guéri de son érysipèle; mais un abcès du bras s'est prononcé, du reste sans gravité. Il guérit très-bien.

N° 38.

18 mars. Un homme, placé au n° 38, est entré à l'hôpital pour une plaie contuse du pied gauche. Cette plaie était accompagnée de contusion du membre, et il s'est développé des phlyctènes sur la face dorsale du pied, sur un commencement d'eschare par contusion de la peau.

Le 22, il se plaint d'un violent mal de tête.

Le 23. La jambe gauche est rouge, tuméfiée, et nous offre un exemple de phlegmon érysipélateux du membre inférieur.

Le 24. Il n'y a eu ni frissons, ni nausées, ni vomissements. La fièvre est modérée. Outre le phlegmon érysipélateux de la jambe, quelques plaques allongées en forme de bandes un peu pâles s'étendent le long du trajet des principaux vaisseaux lymphatiques, à la partie interne de la cuisse gauche. Il n'y a pas de délire, mais perte absolue d'appétit. Soif ardente comme chez presque tous nos érysipèles. (Il est probable que la sécheresse de la peau que nous avons remarquée chez la plupart d'entre eux s'étend aux muqueuses pharyngiennes, etc.)

Le 29. Vomissements.

1er avril. La langue est sale. L'état général de ce malade n'est pas très-satisfaisant. Aujourd'hui il a la fièvre, un pouls petit, fréquent, comme dans les abcès et les fièvres purulentes, c'est-à-dire cette forme de fièvre que l'on retrouve accompagnant le frisson toutes les fois qu'un malade fait du pus. La peau n'est pas très-chaude, elle est sèche; la période de sueur se fait mal, avorte. Il y a là antagonisme avec les cas à réaction inflammatoire franche, comme dans les grands érysipèles légitimes, où la fièvre est franche, chaude, humide, pour ainsi dire, où le pouls est large, plein, et où la période de sudation est bien marquée. Cependant notre malade n'a pas de délire; nous n'avons pas noté non plus de frissons; il ne refuse pas absolument les aliments et les boissons.

Le 6. Il va mieux; les symptômes fébriles ont diminué; l'érysipèle de la jambe s'éteint.

Le 8. Le mieux continue. Il guérit peu de jours après.

N° 45.

Entré le..... mars à l'hôpital, pour une plaie de la face dorsale de la main..... Il a offert depuis quelques jours de la rougeur érythémateuse indiquant une lymphite sur le dos de la main, et dans la région axillaire les ganglions étaient pris.

Le 22. Il est pris de fièvre; en même temps une vive douleur se montre dans le coude gauche, quoique cette articulation n'ait jamais été malade chez lui : ordinairement, dans les érysipèles, ce sont les articulations anciennement malades qui se prennent à suppurer.

Le 24. Il y a en outre de la douleur dans le mollet droit. Nous n'y sentons pas de fluctuation, mais il est à craindre qu'il ne se fasse là des foyers de suppuration, comme en offre le n° 19. Cet érysipèle paraît donc fort grave; c'en est un, quoiqu'il manque pas mal de symptômes de l'érysipèle ordinaire. Mais ce n'est pas l'érysipèle légitime.

Le 25. Amélioration de l'état général. Le coude gauche reste chaud, tuméfié mais moins douloureux qu'hier. Le mollet est aussi en meilleur état. Nous espérons qu'il n'y aura pas de suppuration. La langue est bonne, l'œil aussi. La desquamation commence sur le dos de la main. Il y a encore de la pâleur, mais l'appétit revient.

Le 26. Va bien. Il n'a jamais eu de délire.

1er avril. Le coude reste encore tuméfié. Il y a de la constipation. Cependant l'appétit est bon. Le sommeil n'est pas encore bien revenu.

Le 6. Guéri de son érysipèle; mais il finit par avoir un abcès articulaire du coude.

N° 22. — *Brûlure; lymphangite érysipélateuse.*

Entré à l'hôpital, vers le 15 mars, pour une brûlure de jambe étendue.

Le 29, pris de *frisson* avec céphalalgie et vomissements.

Le 30. On lui trouve une série de traînées rouges, principalement à la face interne de la cuisse correspondante à sa brûlure, traînées qui remontent vers les ganglions de l'aine, c'est-à-dire sur le trajet des lymphatiques; le reste du membre est également rougeâtre: de différents côtés on peut suivre, à des filets rouges, le trajet des principaux troncs lymphatiques qui parcourent la surface du membre: le pied et la jambe, siége de la brûlure, sont œdématiés et uniformément rouges, comme phlegmoneux; la fièvre est modérée, 110 pulsations; langue sale, pas de délire, un peu d'abattement.

(Nous avons vu que son voisin, le 22, avait un érysipèle en pleine marche.)

1er avril. Amélioration; le phlegmon n'a pas augmenté, la lymphangite de la cuisse a même diminué. Le malade a dormi cette nuit, et la fièvre n'est pas très-forte; la langue reste blanche; la céphalalgie a cessé, les vomissements aussi; il a même quelque sentiment de faim.

Le 6. Va bien, l'érysipèle est terminé, l'appétit est revenu, mais il se prépare un abcès dans l'épaisseur du pied.

(Les deux voisins, le 24 et le 25, n'avaient pas de plaie.)

Le 8. L'abcès est formé à la face dorsale du pied.

Le 12, on pratique l'ouverture de l'abcès.

Le 13. Il est pris de frissons et de vomissements; la rougeur reprend tout le long de la jambe, et il y a évidemment un retour d'érysipèle; le pouls est régulier, un peu faible, 90 pulsations.

Il guérit parfaitement, sans autres accidents.

Carie du rocher et fistule, frissons.

Le n° 30 présente aujourd'hui quelques symptômes d'érysipèle.

Cet homme est atteint d'une carie probablement syphilitique du temporal avec fistule.

Jusqu'ici il n'a eu, depuis hier, que quelques frissons, un peu de fièvre; il n'y a encore rien à la peau, ni de ganglions.

Ce n'est pas encore un vrai érysipèle, mais il doit être sous l'influence de la salle.

1er avril. L'érysipèle ne s'est pas produit; il est possible que les frissons et la fièvre fussent chez lui simplement sous la dépendance de la production d'une certaine quantité de pus dans l'épaisseur du temporal.

Néanmoins notons cette coïncidence avec trois autres numéros pris d'érysipèle le même jour.

Le 3. Rien de nouveau, va bien.

Le 6. Il n'a plus rien du tout qui fasse penser à de l'érysipèle, mais il reste avec son affection osseuse du temporal, et une exophthalmie assez remarquable.

Coup de feu, fistule frontale; tuméfaction et rougeurs érysipélateuses du nez et du front, sans accidents généraux.

Au n° 31 était un homme d'une quarantaine d'années, garçon de tir au pistolet. En chargeant un pistolet Flobert de petit calibre, il s'était laissé partir le coup au milieu du front : la balle, grosse comme une forte chevrotine, avait traversé la table externe du frontal juste au-dessus de la racine du nez, en se déformant et probablement en se divisant en plusieurs parties, et il est fort probable qu'il en était resté tout ou partie dans les sinus frontaux. Quoi qu'il en soit, une carie du frontal s'en était suivie et durait depuis plusieurs mois.

En ce moment cette carie paraît presque complétement guérie, à peine reste-t-il un petit suintement.

29 mars. Le nez, à partir de sa base, c'est-à-dire de la fistule, devient rouge, gros et douloureux.

Ni fièvre, ni frissons; cet homme est très-dur, et il a bien pu avoir un peu de fièvre la nuit sans y faire attention.

1er avril. Le nez et le front sont rouges et douloureux, mais il n'y a pas de fièvre, pas de délire.

Le 3. Guéri; ça été très-peu de chose. Il garde sa fistule frontale.

Je me souviens que ce malade, quelques semaines plus tard, fut repris d'un nouvel érysipèle plus grave que le premier, à la suite d'une exploration de sa fistule avec le stylet.

Écrasement du gros orteil (avec plaie) droit, phlegmon érysipélateux du membre.

29 mars. Le n° 34 est atteint d'écrasement du gros orteil droit avec plaie. Entré depuis quelques jours. Aujourd'hui frisson et vomissement, diarrhée.

Le 30. Un phlegmon, ou plutôt un érysipèle phlegmoneux du pied, se dessine aujourd'hui; des traînées de lymphangite remontent le long de la cuisse; le pouls est fort, sec.

La soif est vive, accompagnée de céphalalgie.

Langue sèche, pas de délire.

Diarrhée depuis hier.

C'est surtout à la partie antérieure de la jambe droite qu'on voit nettement les lymphatiques malades chez cet homme; ils sont rouge-brique et se détachent sur le reste du membre.

1er avril. État meilleur.

Le 3. La forme de son érysipèle devient franchement phlegmoneux; aujourd'hui on le badigeonne avec du collodion; la fièvre est modérée, pas de délire, langue assez bonne.

Le 5. S'en va non guéri et malgré le chef de service.

N° 32. — *Érosion du flanc, adénite, frissons, fièvre.*

Cet homme porte, depuis quelques jours, une petite écorchure du flanc, ou plutôt une érosion insignifiante produite par un bandage de corps qui n'a peut-être pas été renouvelé assez vite.

31 mars. Il est pris de fièvre dans l'après-midi. Le frisson arrive; une céphalalgie violente dure toute la nuit, accompagnée d'envies de vomir.

1er avril. Les ganglions de l'aine gauche sont pris.

Le 3. Pas de fièvre aujourd'hui; un peu mal à la gorge; les ganglions inguinaux à gauche restent gros et douloureux.

Le 8. Guéri.

N° 49.

Le n° 49 s'est écorché le pied il y a quelques jours dans une chaussure mal faite et étroite.

30 mars. Dans la nuit du 29 au 30 mars, il est pris de frisson. (Coïncidence avec les nos 30, 31, 34.)

1er avril. Il n'a rien eu de nouveau depuis son frisson : ni fièvre ni vomissement ; il mange bien, mais, dans la soirée, il vomit deux fois.

Le 6. Rien de nouveau.

No 37.—*Plaie contuse, érysipèle.*

29 mars. Entre le 29 mars, au no 37, un homme qui a reçu, soit hier, soit aujourd'hui même, un coup de pied de cheval à la jambe gauche. Il n'y a pas de fracture, mais une plaie contuse considérable.

4 avril. A huit heures du soir, frisson de début d'érysipèle.

Le 5. Un érysipèle se dessine autour de la plaie. On badigeonne au collodion toute la surface rouge, et au delà. On lui donne du vin. Pas de frisson aujourd'hu ; pas de délire, pas de diarrhée.

Le 6. C'est un érysipèle franc, rouge, de forme phlegmoneuse autour de la plaie; il y a peu de fièvre, la langue est un peu blanche.

Le 8. Pas de fièvre du tout ; langue un peu sale ; inappétence, insomnie, pas de dévoiement.

Plaques rouges à la partie inférieure de la cuisse gauche ; les ganglions correspondants de l'aine sont douloureux. Guérison.

No 48.

Il était entré depuis plusieurs jours, pour une plaie considérable de la jambe droite, causée par le passsage d'une roue de voiture sur le membre Il y avait eu un emphysème local avec refroidissement de la jambe, mais cet accident disparut dès le lendemain.

4 avril. Frisson.

Le 5. Une plaque rouge se montre autour de la plaie.

Le 6. Aujourd'hui on voit paraître un érysipèle phlegmoneux de a jambe, avec de grandes plaques d'érysipèle diffus sur la cuisse.

Le 8. Même état ; pas de délire.

Guérit plus tard.

N° 47.

Je retrouve dans mes notes les quelques lignes suivantes sur un malade n° 47 dont je n'ai pu compléter l'observation.

Il n'avait aucune plaie, aucune lésion qui pût nous expliquer comment le frisson érysipélateux a pu pénétrer das son organisme.

12 avril. Au moment du repas du soir il est pris d'un tel frisson , que son lit a tremblé. La fièvre suit. Insomnie et inappétence.

Le 13. Second frisson, mais moins violent que le premier.

Il entre à l'hôpital dans l'après-midi.

Le 14. Un érysipèle de la face se montre. Fièvre, inappétence, langue blanche et chargée; il n'avait aucune plaie et cela ne commença pas par un mal de gorge.

Ce fut le dernier érysipèle que je vis arriver du dehors dans les salles. Je suis tombé malade d'une angine peut-être érysipélateuse, du 15 avril jusqu'au 4 mai, trois ou quatre jours après avoir été visiter un de mes amis qui était atteint d'un érysipèle de la face assez grave.

Dans la même semaine, une personne de ma famille, qui avait déjà eu plusieurs fois cette maladie, fut atteinte d'un érysipèle de la face intense et guérit.

3e série d'érysipèles. — (Service des Femmes.)

Salle Saint-Jean (Pitié 1863).

Les plaies étaient presque nulles dans ce service, comme en général dans les services de femmes. Il n'y eut pas d'érysipèles dans les mois de janvier et février.

Mais vers le milieu de ce mois il entra dans le service, au n° 12, une femme atteinte de pleurésie purulente avec fistule pleurale.

Malgré tous les soins de propreté que l'on apportait à la panser, et bien que le pansement fût renouvelé deux fois par jour, cette malade répandait une odeur affreuse, surtout dans les derniers jours de sa maladie, et faisait craindre pour la santé de ses voisines. Elle mourut le 7 mars.

Au reste toutes les malades en étaient horriblement incommodées et s'en plaignaient amèrement. C'est précisément au moment où cette femme répandait cette odeur infecte qui empoisonnait toute la salle, que nous vîmes apparaître les érysipèles et les diverses affections suivantes : jusque-là il n'y en avait pas eu un seul dans la salle. Au reste, M. le professeur Gosselin, chef du service, nous avait annoncé à l'avance, dans une clinique, que nous allions voir apparaître les érysipèles autour de cette malade.

Salle Saint-Jean, n° 7.

Cette femme portait des végétations de la vulve, qui avaient pris un développement rapide depuis quelque temps. Elle demandait avec instance à en être débarrassée.

26 février. On ébarbe ses végétations avec des ciseaux ; puis elle est pansée. Dans la nuit, elle est prise de frisson suivi de céphalalgie et de fièvre, s'accompagnant de nausées, mais sans vomissements.

Le 27. Les ganglions de l'aine sont douloureux des deux côtés ; la langue est sale, la fièvre continue.

Le 28. Une rougeur érysipélateuse s'étend dans les deux régions inguinales, qui sont gonflées et douloureuses. La fièvre est assez forte : 110 pulsations; pouls large, irrégulier, ondulant. La malade est pâle, abattue, sans force; le visage un peu bouffi, la langue sale.

1er mars. Une éruption d'herpès labialis se montre à la bouche.

Le 3. L'herpès continue; aujourd'hui l'érysipèle monte jusqu'à la ceintnre; il consiste en de petites traînées rouges, un peu diffuses, qui obliquent de la vulve vers les ganglions inguinaux, et remontent le long de l'arcade de Fallope.

Cette lésion s'acompagne de douleurs assez vives, les petites lèvres sont fortement œdématiées; le pouls est à 100, moins fort qu'hier; la peau est moite, l'œil meilleur, la malade est mieux.

Pendant neuf jours, l'affection se prolongea avec des alternatives de mieux et de malaise plus fort: elle n'eut jamais de vomissement; seulement de l'inappétence et des nausées. En somme, son érysipèle fut bénin. Elle n'eut jamais de délire.

Le 8. L'amélioration se prononça le dixième jour, mais, jusqu'au 25 mars, elle resta pâle et très-affaiblie, d'autant qu'elle était chlorotique avant son érysipèle.

Nous n'hésitons pas à attribuer la production de cet érysipèle, qui est d'ailleurs fort rare à la suite des ablations de végétations vaginales (première fois M. Gosselin), à l'infection produite par le n_0 12. Ici, ce n'est donc pas une contagion directe; c'est de l'infection seulement.

(N° 13.)

Le 12. Anna B....., 73 ans. Entrée le 12 mars avec une contusion violente de la hanche droite. En l'examinant avec soin, on finit par y reconnaître une fracture du col du fémur présentant à peine 1 centimètre 1/2 de raccourcissement.

Au bout de quelques jours, elle présenta quelques bulles de pemphigus et des plaques érysipélateuses se montrèrent autour d'une de ces bulles, à la partie supérieure de la cuisse droite. Cette femme était fort malheureuse, très-faible, très-débilitée. Cet érysipèle, pâle, plat, consistant en quelques plaques et quelques traînées rouges, sans tuméfaction du membre et sans phénomènes généraux autres que l'adynamie, se présentait sous cette forme pour ainsi dire larvée que revêt l'érysipèle chez les sujets qu'il atteint à la fin d'une longue maladie ou dans un état très-misérable. Dans ces cas, on rencontre à peine un peu de fièvre; pas de réaction, pas de tuméfaction des parties prises; si l'on ne découvrait pas le malade, il serait impossible de se douter que l'on a affaire à un érysipèle. Les seuls phénomènes généraux sont une adynamie profonde s'étendant à toutes les fonctions ; inappétence complète, nul besoin d'aller à la selle, à peine quelquefois émission involontaire des urines; toutes les forces sont supprimées; la malade reste étendue sur le dos, dans un état demi-léthargique, avec un pouls petit, lent, ou offrant à peine quelques pulsations de plus qu'à l'état normal. La peau est sèche, froide; une coloration d'un rose pâle vient à peine marquer le trajet des lymphatiques malades. Les fonctions se suppriment de plus en plus, et peu à peu le sujet s'éteint, avec perte de connaissance, mais sans délire, sans convulsions, sans agonie.

Le 24. Tel était le tableau offert par cette pauvre femme : dans les derniers jours, elle présenta une vaste eschare au sacrum et succomba, le 24 mars, après une dizaine de jours de maladie.

On voit qu'elle était placée dans le lit voisin du 12, où était morte, six jours avant son entrée, la malade qui nous paraît avoir infecté toute la salle.

La malade qui avait occupé précédemment ce lit, et qui présentait aussi des phlyctènes, avait eu également de la fièvre et de la rougeur érysipélateuse: mais elle guérit en quelques jours. Elle quitta l'hôpital et fut remplacée par la malade dont il est question.

Il faut noter qu'on avait pris soin de changer les rideaux du lit n° 12; mais nous ne savons pas si on avait changé ceux du lit n° 13.

(N° 3.)

3 mars. Rosalie D....., 60 ans, entre au n° 3 des femmes avec un abcès du gros orteil communiquant avec la dernière articulation de ce doigt. Cette lésion est accompagnée d'un érysipèle du pied déjà en voie de résolution.

(N° 18.)

3 mars. Opérée le 3 mars d'un polype de l'urèthre de petit volume : gros comme une cerise environ.

Prise de frissons trois ou quatre jours après, elle eut une adénite inguinale très-douloureuse, puis présenta quelques symptômes de péritonite latente : le ventre était un peu tendu, un peu douloureux, la marche impossible, l'appétit nul, de la faiblesse. Cet état dura jusqu'au 23 mars, où elle voulut absolument s'en aller, à peine améliorée.

Avulsion d'une dent. Deux grands frissons. (N° 15.)

S. I....., 33 ans, entrée pour une gourme ulcérée du frontal, elle en présentait également une autre sur le sternum. De plus, elle avait une carie du maxillaire et un abcès dentaire autour d'une dent gâtée depuis longtemps.

On arrache la dent le 4 mars.

6 mars. Deux jours après, elle est prise de frisson et de claquement de dents; dans la journée elle rend de gros caillots de sang par la bouche.

Elle eut encore un autre grand frisson avec claquement de dents, et présenta une adénite suppurée des ganglions sous-maxillaires.

Elle n'eut pas d'érysipèle.

Le 15. Elle sort guérie de son adénite.

Amygdalite intense. (N° 11.)

22 mars. Elle est aujourd'hui prise de mal de gorge : quelques ganglions parotidiens sont douloureux et gonflés; un peu de rougeur dans le fond de la gorge.

Le 23. Les amygdales sont rouges, gonflées, douloureuses.

Le 25. Cette rougeur continue; les amygdales sont très-tendues, tuméfiées; la malade se plaint de surdité. Elle est abattue et présente de la fièvre. Pas traces d'érysipèle à la surface ni au cuir chevelu.

(N° 12 *bis.*)

Une jeune fille, atteinte d'un chancre de l'anus, est placée *dans le lit du* 12, rideaux, matelas et linge changés. Elle est prise le 24 (?) d'une fièvre intense qui commence le soir et dure encore le lendemain.

26 mars. La fièvre a diminué; elle va mieux.

Nous n'avons pu prouver la cause de cette fièvre : ni refroidissement, etc. Est-ce sous l'influence du lit?

(N° 18.)

Isabelle L....., 67 ans.

6 mars. Entrée pour un polype de l'urèthre, de petit volume, opérée le même jour, a présenté, au bout de deux jours, des frissons successifs qui nous ont paru pouvoir peut-être se rattacher à de l'érysipèle. Le cinquième jour, outre ces fris-

sons, elle offrit quelques symptômes de péritonite subaiguë : douleurs dans le ventre, impossibilité de marcher ou de se lever. Ces symptômes ne s'aggravèrent pas.

Le 23, elle sortit non guérie.

Service des femmes. Salle Saint-Jean.

Depuis le 20 février jusqu'au 15 mars, il n'y eut presque pas de nouveaux cas d'érysipèles dans la salle des hommes. Mais nous avons vu que ce fut précisément le moment où il s'en présenta plusieurs chez les femmes, en même temps que plusieurs cas de frissons intermittents présentant quelques apparences des frissons de l'infection purulente.

Or, le 15 mars, M. Ragot, externe de la salle des femmes, chargé du pansement du n° 7, atteinte d'érysipèle en ce moment, nous montre deux ganglions indurés et douloureux qu'il porte au devant de l'oreille droite, dans la région parotidienne; le soir, il se sent plus malade et se couche; délire, etc. Il eut un érysipèle de la face.

Il avait la figure couverte d'acné, auparavant, et ce fut là sans doute la voie d'absorption. Son érysipèle fut légitime, sans être bénin. On voit que l'externe qui se trouve le plus en rapport avec deux érysipèles est précisément le seul qui prenne cette maladie : aucun des autres ne fut atteint.

Nota. Dans les trois salles de M. Gosselin, les fenêtres à peu près constamment ouvertes étaient celles de la rangée interne, qui donnent sur la cour de l'hôpital (voir le plan). Il n'y eut que 4 cas d'érysipèles dans ces lits, tandis que les lits de la rangée extérieure présentèrent 29 cas de cette maladie : les fenêtres correspondant à ces lits étaient rarement ouvertes.

CONCLUSIONS.

Nous avons vu que d'après les faits nouveaux apportés dans la question de la transmission des maladies par les nombreux travaux des dernières années, il ne fallait peut-être pas attacher un sens aussi précis aux termes *infection* et *contagion* qu'on l'avait fait précédemment. Quoi qu'il en soit, comme c'est surtout le point de vue pratique qui nous semble avoir une importance capitale dans la question de la transmissibilité de l'érysipèle, c'est au point de vue pratique que nous allons nous placer.

L'érysipèle est-il transmissible? Nous répondrons hardiment avec un certain nombre d'auteurs, avec la plupart de nos maîtres, avec la conscience des chirurgiens, qui l'ont vu se répandre comme une traînée de poudre dans les services de chirurgie, enfin avec nos observations et celles de nos devanciers : *oui, l'érysipèle est transmissible; il y a danger pour celui qui séjourne auprès d'un malade érysipélateux ; il y a danger plus grand pour le malade atteint de plaie que vous laissez à proximité d'un érysipèle.*

Ce danger, c'est notre droit, c'est notre devoir, à nous autres médecins, de le courir quand même ; mais vous n'avez pas le droit de le faire courir aux autres, et vous devez éloigner soigneusement tout malade atteint de plaie, d'un malade atteint d'érysipèle.

Voilà le point de vue pratique, et, sur ce point, la question nous semble véritablement tranchée. Mais, s'il nous fallait nous prononcer sur la question de savoir *s'il y a contagion véritable*, ou seulement *infection*, dans cette maladie transmissible, la question nous paraît beaucoup plus spécieuse et plus difficile à juger :

Si vous entendez par contagion le contact simple, une des précédentes observations, celle de M. le Dr Clém. Ollivier (d'Angers) semblerait démontrer la propagation de l'érysipèle par contact direct; le seul reproche que l'on puisse lui adresser est peut-être celui de prouver trop, comme on nous l'a déjà dit. D'ailleurs, ce fait est le seul que nous ayons pu trouver de ce genre, et nous pensons devoir rester dans la réserve sur ce point: non pas que la transmission *par contact* nous paraisse une chose absurde ou impossible; elle nous semble au contraire une chose fort rationnelle : mais nous ne pouvons juger sur un fait unique. En tout cas, si elle existe, c'est un véritable intermédiaire entre l'inoculation et la contagion à distance.

Quant à ce dernier mode de transmission, nous le croyons véritable, aussi bien que la naissance et la propagation de l'érysipèle par infection seule, c'est-à-dire par absorption de matériaux septiques quelconques déposés dans une plaie.

En général, la contagion et l'infection, bien loin de se contredire, sont tellement mélangées ensemble, qu'il est impossible de les séparer. Nous croyons toutefois trouver un exemple de production possible d'érysipèle par *infection seule* dans le développement de la petite épidémie observée par nous dans le service des femmes, chez M. le professeur Gosselin (1863). La relation entre le développement des érysipèles, qui n'existaient pas auparavant dans la salle, et l'arrivée de la malade affectée d'une affection chronique avec odeur cadavéreuse, fut si évidente, que notre maître et professeur M. Gosselin, en voyant arriver cette malade dans le service indemne jusque-là, nous avait prédit d'avance que nous allions voir apparaître les érysipèles. Il y eut donc là véritablement *infection* dans le sens que M. Beau attache à ce terme, c'est-à-dire production d'une maladie par absorption de matières organiques quelconques en décomposition, et non pas transmission d'une maladie toute faite d'un individu atteint à un individu sain, ce qui constitue la contagion véritable (non pas contagion par contact, mais contagion à distance). Mais, outre ce cas, et nous sommes convaincu qu'il sera facile d'en trouver du même genre, il en existe d'autres où l'érysipèle nous paraît, une fois formé, s'être transmis par contagion véritable, de lui-même à lui-même, par contagion à distance.

Si l'on tient au terme d'infection, et que l'on veuille absolument *restreindre le mot contagion au sens de contact direct*, nous formulerons ainsi notre manière de voir, suivant le conseil de M. Lorain : « Il y a des cas où un seul individu atteint d'érysipèle suffit pour constituer un foyer d'infection, et pour transmettre sa maladie aux personnes qui séjournent plus ou moins dans son voisinage. »

C'est ce que nous voyons dans les faits qui ont été le point de départ d'un certain nombre des séries d'érysipèles, énumérées plus loin. (Voir les faits de M. le Dr Blin, les érysipèles de la Pitié, etc.)

Chaque individu atteint d'érysipèle, forme donc à lui seul un foyer d'infection, ou de contagion, comme on voudra, qui suffit parfois à répandre et à multiplier la maladie dans la sphère qui environne le malade. Mais lorsque plusieurs individus atteints se trouvent réunis ensemble, il est évident qu'il se fait un foyer total plus actif et plus capable de répandre le mal.

Nous avons déjà insisté sur les circonstances accessoires capables d'activer, de servir ou d'arrêter cette contagion comme une contagion quelconque ; nous n'y reviendrons pas.

Examinons maintenant le bilan de la science sur la possibilité de l'inoculation dans l'érysipèle : ce bilan sera court, on ne sait à peu près rien sur ce point. Partout où nous avons cherché, nous n'avons guère trouvé que des expériences négatives ; mais, quand on songe que depuis environ quarante années d'expérience, on en est encore à discuter sur l'inoculation du chancre, on comprendra que ces expériences purement négatives ne nous inspirent qu'une confiance assez médiocre.

Nous tenons deux faits seulement, mais de seconde main, d'inoculation probable d'érysipèle.

Nous ne les avons pas vus nous-même, et nous n'en garantissons pas l'authenticité. Nous n'avons pas voulu cependant les passer absolument sous silence. Le premier est celui d'une inoculation opérée par mégarde sur le bras d'un homme âgé ; l'érysipèle aurait pris (1). Le second est celui d'un ventouseur qui aurait appliqué en premier lieu le scarificateur sur la peau d'un érysipélateux, et qui, le reportant ensuite sur des malades sains, sans y attacher d'importance, aurait communiqué l'érysipèle à ceux-ci. Le fait s'est-il réellement passé de la sorte? je n'en sais rien. D'ailleurs, devant un fait unique d'inoculation de ce genre, les explications tirées du traumatisme ne manqueraient pas de se produire et avec quelque raison d'être. Nous croyons donc, pour notre compte, que l'inoculation de l'érysipèle est encore à étudier tout entière.

Nous demanderons seulement de mettre sous les yeux du lecteur, à titre de renseignement simple, ce passage que nous avons trouvé dans Willan : « Lorsque le liquide contenu dans les vésicules (de l'érysipèle) est inoculé au bras, il existe une inflammation diffuse, du gonflement et un certain degré de fièvre. »

Nous devons ajouter que nous tenons d'un de nos maîtres, qu'il a vu des inoculations d'érysipèle amener ces mêmes phénomènes : il se produirait alors un érysipèle local, sans grands symptômes généraux ; mais la rougeur diffuse qui se fait autour de cette piqûre insignifiante est toujours bien plus étendue et s'accompagne de gonflement bien plus considérable que si l'on fait une piqûre avec une lancette simple, ou avec une lancette chargée d'un pus de bonne nature.

Nous avons encore entendu citer le fait d'un érysipèle que notre ami M. Chalvet a communiqué par inoculation à un chien. — Quoi qu'il en soit, nous persistons à nous tenir sur la réserve, et nous pensons encore que tous ces points sont à étudier de nouveau.

---

(1) Voir encore les expériences des auteurs anglais sur ce sujet.

PROPOSITIONS.

II. L'érysipèle, quand il est *complet*, n'est pas seulement une lésion de la peau, mais bien une maladie générale, présentant à étudier : 1° la cause ou les causes; 2° des symptômes généraux; 3° une lésion.

II. L'érysipèle peut débuter de deux manières : 1° comme les fièvres, par des symptômes généraux précurseurs, avant toute lésion cutanée visible; 2° il débute le plus souvent autour d'une plaie, et la lésion dite *érysipèle* se montre alors d'emblée : les symptômes généraux ne précèdent alors que de quelques heures la lésion cutanée, ou même ils ne se montrent que plus tard.

III. Dans un cas comme dans l'autre, l'érysipèle peut avorter : c'est ainsi que chez les femmes au moment de la ménopause, parfois on voit les symptômes précurseurs de l'érysipèle se montrer, et la lésion ne faire que s'indiquer à peine quelques jours plus tard. Réciproquement, on voit quelquefois des traînées de lymphangite et des plaques se montrer autour d'une plaie, sans accidents généraux prononcés, puis tout disparaître. Peut-être y a-t-il des érysipèles qui en restent au frisson initial? On pourrait désigner tous ces érysipèles frustes sous le nom d'*érysipéloïdes*,

IV. Quand la lésion érysipélateuse se montre autour d'une plaie, elle paraît se produire par suite d'une altération spéciale du pus que la plaie renferme; cette altération spéciale est produite par le mélange de ce pus avec des matières septiques contenues dans l'atmosphère, et provenant de malades voisins. L'empoisonnement érysipélateux se produit surtout lorsque ces matières, c'est-à-dire ces cellules, et principalement ces cellules de pus ou d'épithélium, proviennent de malades atteints eux-mêmes d'érysipèle.

V. Cette transmission ne s'opère pas nécessairement par une plaie : les matériaux septiques peuvent se déposer sur une muqueuse, et l'on voit alors quelquefois l'érysipèle débuter par le pharynx ; ou du moins, sous l'influence évidente de la même cause, on voit le pharynx présenter le premier une inflammation qui s'étend ensuite aux fosses nasales, et se montre enfin sur la face où elle prend le nom d'*érysipèle.*

VI. Les variétés d'érysipèles qui paraissent se transmettre le plus souvent de malade à malade sont celles qui présentent l'aspect typhoïde.

VII. En dehors de la contagion, nous ne savons jusqu'ici que peu de chose sur ce qu'on a appelé les *épidémies d'érysipèles.* L'influence du chaud, du froid, de l'ozone, des saisons, enfin la constitution médicale, ne paraissent pas expliquer suffisamment pourquoi les érysipèles se multiplient dans un moment donné et dans un endroit donné.

VIII. Le malade atteint de plaie que l'on place à proximité d'un autre malade affecté d'érysipèle, court par cela même, d'une façon toute spéciale, le danger de contracter lui-même un érysipèle.

Les plaies offrent en effet, au poison érysipélateux, une voie d'absorption plus facile que la peau ou que les muqueuses saines.

NOTE.

Valeur des coïncidences au point de vue de la contagion.

On sait que l'un des principaux arguments employés pour combattre les idées contagionnistes en médecine est celui que l'on prétend tirer de la coïncidence : ainsi, quand on montre une série de cas, dans une même famille, par exemple, s'enchaînant les uns les autres et produits les uns par les autres, les adversaires de la contagion vous répondent : Coïncidence. Or, qui dit coïncidence veut dire hasard. Si nous prenons ce dernier mot, il ne s'agit plus de médecine, mais de probabilités; et nous tombons dans le domaine des mathématiques, qui ont calculé les chances du hasard lui-même.

Dès lors on peut poser le problème suivant :

Quelles chances y a-t-il (étant supposées toutes choses égales d'ailleurs) pour que 2, 3, 4, 5 membres d'une même famille soient atteints d'une même maladie, si elle n'est pas contagieuse, à l'exclusion de tous les habitants d'un village, par exemple. (Voir les faits de M. Blin.)

Ce problème revient à peu près au suivant, qui nous a été résolu par un de nos savants les plus distingués :

On demande combien avec 1,000 individus on peut former de groupes de 2 personnes, sous la condition que 2 quelconques de ces groupes diffèrent au moins par une des personnes qui y entrent.

Ce nombre est $\frac{1000 \times 999}{1.2.} = 500 \times 999 = 499.500.$

Si le nombre des personnes de chaque groupe était 3, le nombre serait $\frac{1000 \times 999 \times 998}{1.2.3}$ ou environ 166 millions.

Si le nombre des personnes de chaque groupe était 5, le nombre de groupes possibles serait $\frac{1000 \times 999 \times 998 \times 997 \times 996}{1.2.3.4.5}$, c'est-à-dire supérieur à un million de millions.

Ainsi, le *hasard seul agissant*, il n'arriverait qu'une seule fois sur un million de millions, que 5 membres composant une famille, au milieu d'une population de 1,000 individus, seraient *seuls* pris à la fois d'une maladie non contagieuse! Il est bien entendu que nous avons dû laisser de côté toute idée de cause commune. Il ne s'agissait que de hasard, et non pas de médecine, où il n'y a que des causes et des effets. On voit par ce calcul très-simple quel mince rôle, en effet, le hasard peut jouer dans la science médicale, et c'est ce qui fait, d'autre part, que les mathématiques ne peuvent recevoir d'application dans cette science.

A. PARENT, Imprimeur de la Faculté de Médecine, rue Monsieur-le-Prince, 31

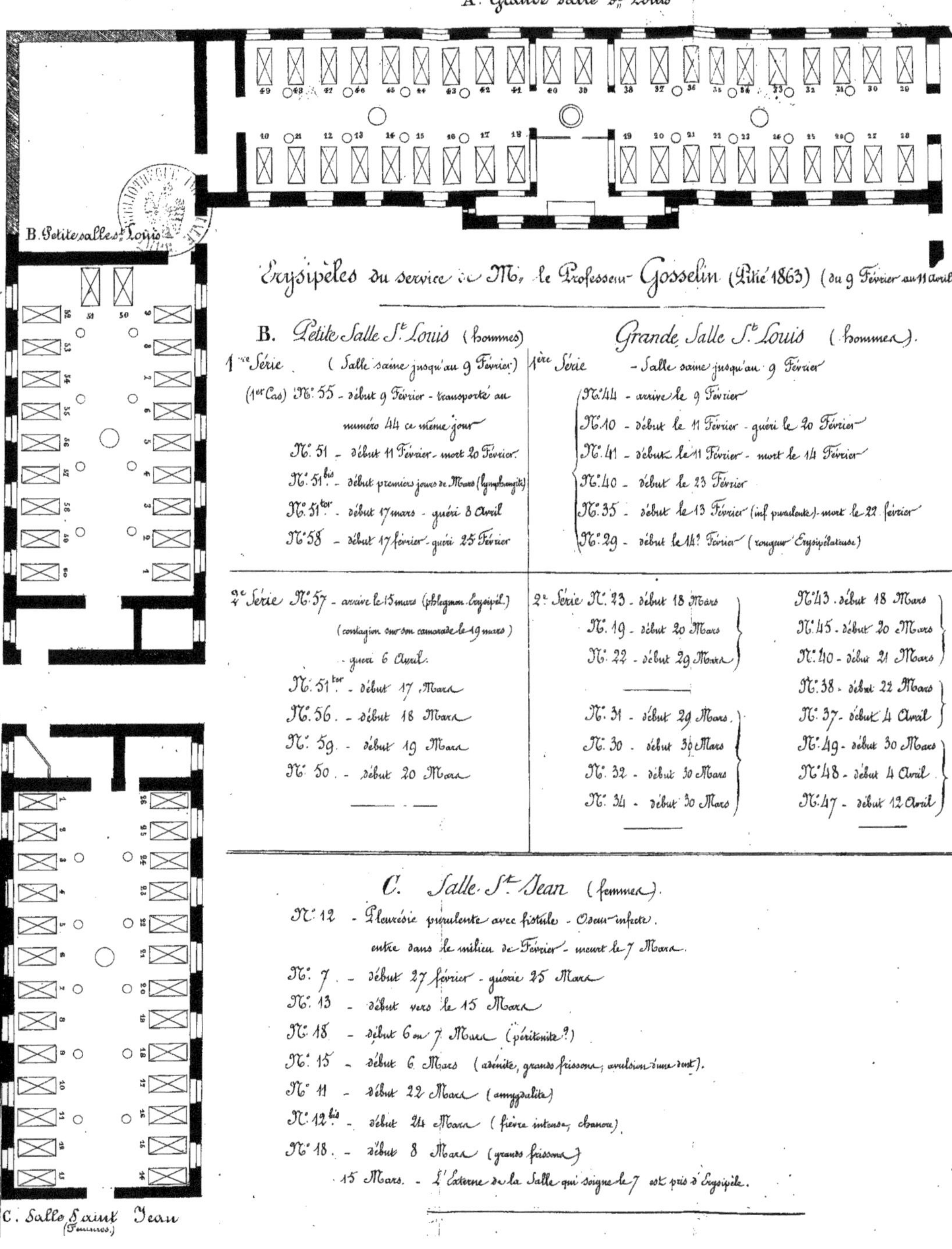
A. Grande salle St Louis
B. Petite salle St Louis
C. Salle Saint Jean (Femmes)
Erysipèles du service de Mr le Professeur Gosselin (Pitié 1863) (du 9 Février au 11 Avril
B. Petite Salle St Louis (hommes)
1re Série (Salle saine jusqu'au 9 Février)
(1er Cas) N° 55 - début 9 Février - transporté au numéro 44 ce même jour
N° 51 - début 11 Février - mort 20 Février.
N° 51bis - début premiers jours de Mars (lymphangite)
N° 51ter - début 17 mars - guéri 8 Avril
N° 58 - début 17 février - guéri 25 Février
Grande Salle St Louis (hommes).
1ère Série - Salle saine jusqu'au 9 Février
N° 44 - arrive le 9 Février
N° 10 - début le 11 Février - guéri le 20 Février
N° 41 - début le 11 Février - mort le 14 Février
N° 40 - début le 23 Février
N° 35 - début le 13 Février (inf purulente) - mort le 22 février
N° 29 - début le 14? Février (rougeur Erysipélateuse)
2e Série N° 57 - arrive le 15 mars (phlegmon Erysipél.)
(contagion sur son camarade le 19 mars)
guéri 6 Avril.
N° 51ter - début 17 Mars
N° 56 - début 18 Mars
N° 59 - début 19 Mars
N° 50 - début 20 Mars
2e Série N° 23 - début 18 Mars
N° 19 - début 20 Mars
N° 22 - début 29 Mars
N° 31 - début 29 Mars.
N° 30 - début 30 Mars
N° 32 - début 30 Mars
N° 34 - début 30 Mars
N° 43 - début 18 Mars
N° 45 - début 20 Mars
N° 40 - début 21 Mars
N° 38 - début 22 Mars
N° 37 - début 4 Avril
N° 49 - début 30 Mars
N° 48 - début 4 Avril
N° 47 - début 12 Avril
C. Salle St Jean (femmes).
N° 12 - Pleurésie purulente avec fistule - Odeur infecte.
entrée dans le milieu de Février - meurt le 7 Mars.
N° 7 - début 27 février - guérie 25 Mars
N° 13 - début vers le 15 Mars
N° 18 - début 6 ou 7 Mars (péritonite?)
N° 15 - début 6 Mars (adénite, grands frissons, avulsion d'une dent).
N° 11 - début 22 Mars (amygdalite)
N° 12bis - début 24 Mars (fièvre intense, chancre).
N° 18. - début 8 Mars (grands frissons)
15 Mars. - L'Externe de la Salle qui soigne le 7 est pris d'Erysipèle.

www.ingramcontent.com/pod-product-compliance
Ingram Content Group UK Ltd.
Pitfield, Milton Keynes, MK11 3LW, UK
UKHW020227220726
13923UKWH00002B/559